鍛えて延ばす！
「健康寿命」

鍛えて延ばす！「健康寿命」

はじめに

こんな表紙にもかかわらず、本を手にしてくれてありがとうございます。

とにかく「より健康で長生き！」を主張したかったのです。

ただ生きているだけでは意味がありません。

死ぬまで健康で生きなければ意味がないのです。

いわゆる健康寿命を延ばさなければなりません。

私は糖尿病の医者としてたくさんの患者さんを診察してきました。

診察を通して、たくさんの時間を共に過ごしてきました。

まさに人生を一緒に過ごしてきたのです。

私も75歳になりました。
これまで数々の苦難を乗り越えて人生を歩んできました。
しかし人生これからだと思っています。
最後まで健康で幸せに生きたいと、誰もが願っていると思います。
私が実践してきたことや健康について思うことをお話しします。
健康はお金では買えません。
そして、自分の努力である程度の健康は得られるのです。

最近の日本では安全・安心という言葉を多くの場面で耳にすることがあります。
私は、患者さんに「安心しちゃダメ！」ということがあります。
それは安心して油断すると、病状が悪化するからです。

はじめに

「安心・安全」は害であるということです。

もし人間が自動車なら、ガタがきたら車を買い替えることで解決しますが、実際人間の身体は買い替えるわけにはいきません。

私は患者さんに、「糖尿病になると長生きするよ！」とよく言います。なぜなら糖尿病になれば、必ず毎月採血でチェックするからです。これが自分の身体の点検です。

そこでチェックをして自分の身体をメンテナンスする。

自分の身体は自分で守るしかないのです。


とにかく健康であれば幸せ！

健康になるためにはどんなことでもする！

動機は不純で良い！

人生100年時代。これからの人生は自分次第！
今のあなたの生活・行動がこれからの自分に必ず変化をもたらします。
あなたは今からどう生きますか？

はじめに

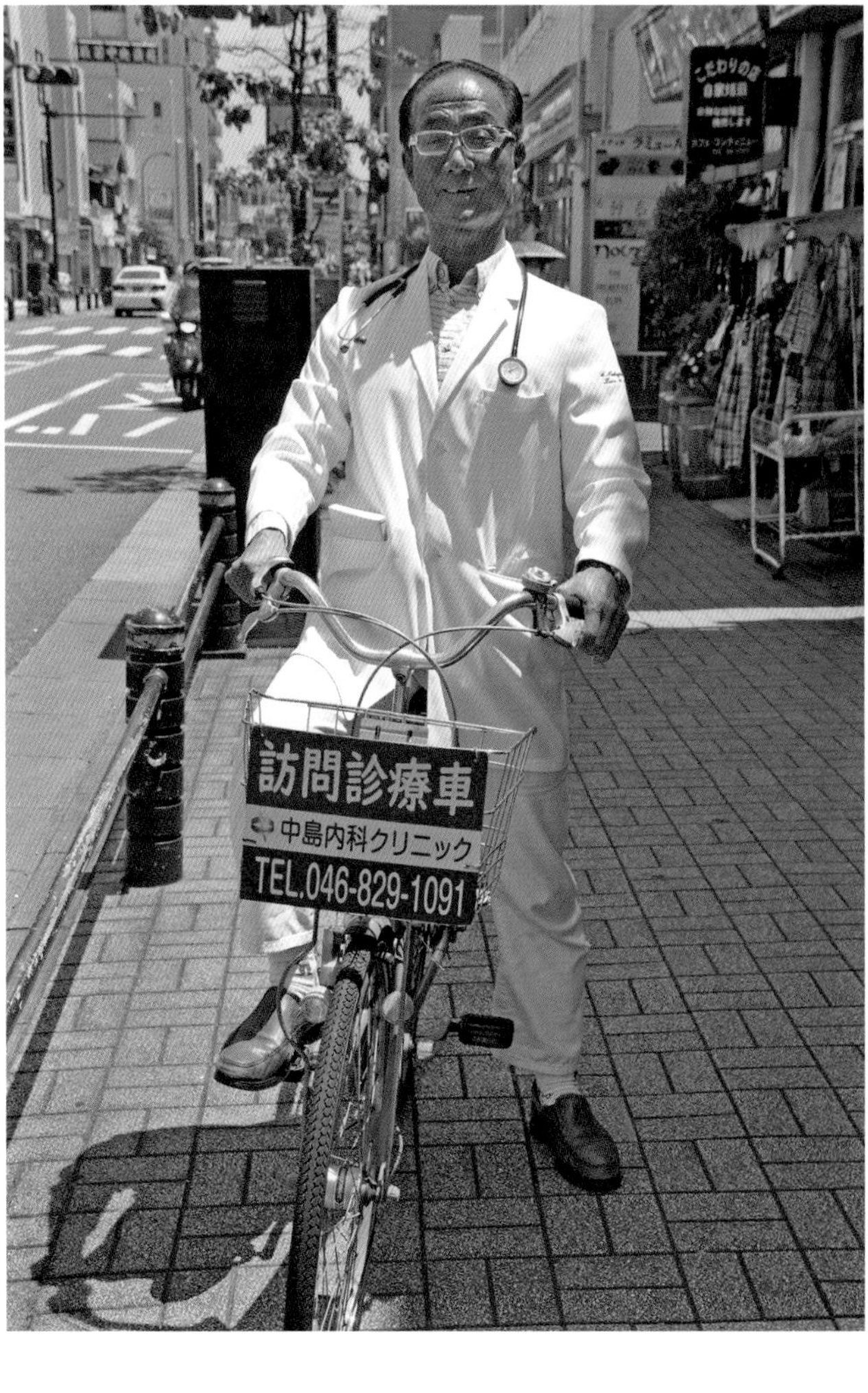

目次

第一章　私の人生

第二章

私の健康観

第三章 患者さんと触れ合う中で学んだこと

第一章 私の人生

まずは、私の人生についてお話ししたいと思います。

これまで、たくさんの困難と努力、いろいろなものとの出会いがありました。どれも、今の私を語るうえで欠かせないものです。波乱万丈の私の人生をご紹介します。

1　私が医者に？

私は、昭和23年1月に疎開先の東京深川の臨海小学校で生まれました。

父は警察官、母は小学校教師です。

2歳の時に世田谷区千歳船橋の都営住宅へ引っ越したとのことで、私の記憶があるのはこの頃からです。

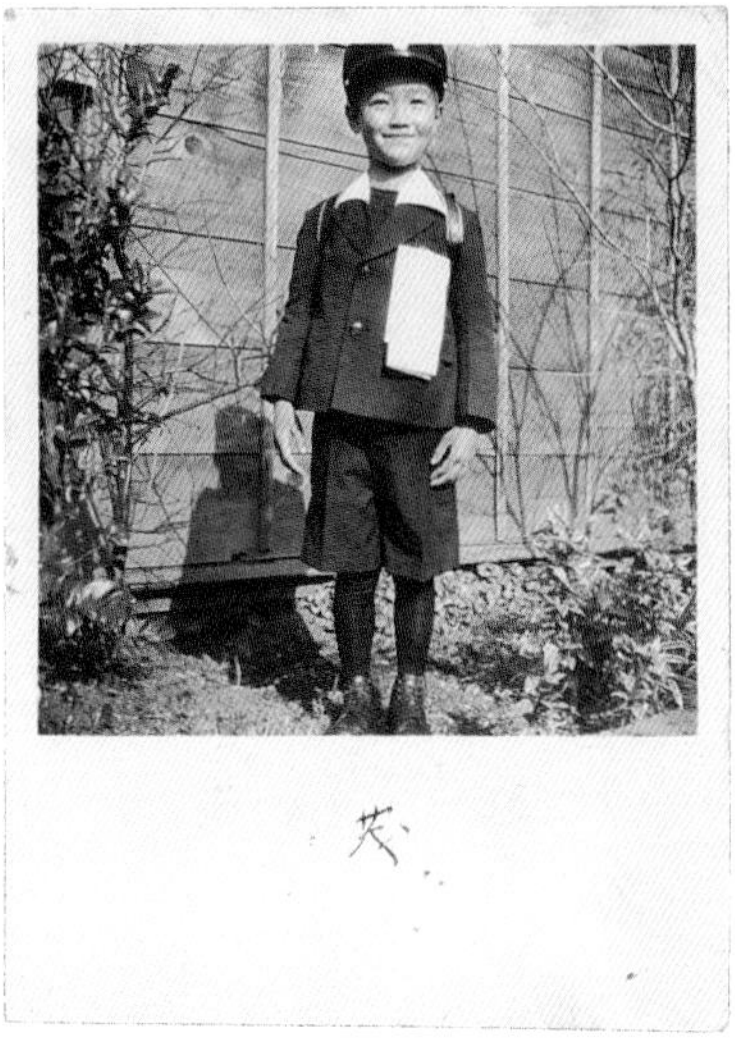

近所の子供達と元気に小学校に通い、その頃の世田谷は田んぼや野原だらけだったので、毎日ドジョウやザリガニ釣りに明け暮れていました。古き良き思い出として残っております。

その後中学受験をして今は廃校となってしまった都立世田谷工業高校付属中学校に入学しました。入学当初は、勉強もしていなかったので、クラス50人中39番目の成績だったのを覚えております。

そこでは、今でも覚えている自分の性格を表すようなエピソードがあります。

非常に怖い丸坊主の生物の先生がいました。

その先生は生徒全員にこの世の中で一番大切なものは何か一人一人に発表させました。先生は生物の先生だったので、命と答えさせたかったのだと思います。もちろん、ほとんどの生徒が命と答えました。しかし、私は「正義」と答えました！　今でも正義のために生きているように思います。

そして中学2年生の時に勉強に目覚めました。

津田塾の英語塾に講習を受けに行ってみたら、何と成績が39番から一気に2番に跳ね上がり、クラスのみんなの前で担任の先生に褒められたのです。それがきっかけで勉強が好きになりました。この手法は今でも患者さんの生活改善の方法として使っています。

例えば、減量してスマートになった時や、顔がスッキリした時などは、美しくなった！　かっこよくなった！　と言ったりして動機付けの一つにしています。

その後大きく私の人生を変えたのは中学のクラブ活動でした。友達が入っていたハンドボール部に入り、競技にすっかりはまってしまったのです。男子校の中学にいた自分が、女子高校と練習試合をしました。かわいいのにとても強く、感動してしまいました。

これが、不純な動機で何かを始めた最初の経験です。

いつの日かハンドボールでオリンピックに出場したい！　が私の人生の目標になりました。

そのためにハンドボールが強い大学に入ることが一番の目標になり、

工業高校に通いながら受験勉強に励みました。後にも先にもその高校から医者になったのは私一人だと思います。

そして見事にハンドボールが強い早稲田大学、東京教育大学（今の筑波大学）に受かり、経済的理由で教育大理学部に入学しハンドボールに明け暮れました。

しかし体育学部以外での入部は私が初めてで、私以外は全員インターハイ出場経験ありの超エリート集団でした。

私は1年半で才能のなさを感じ人生最大の挫折を迎え、ハンドボール部を辞めました。人生の目標を失った私は野獣のような生活を送りました。

折しも学生運動が盛んな頃でしたので、入試が中止になり、大学は閉鎖となりました。

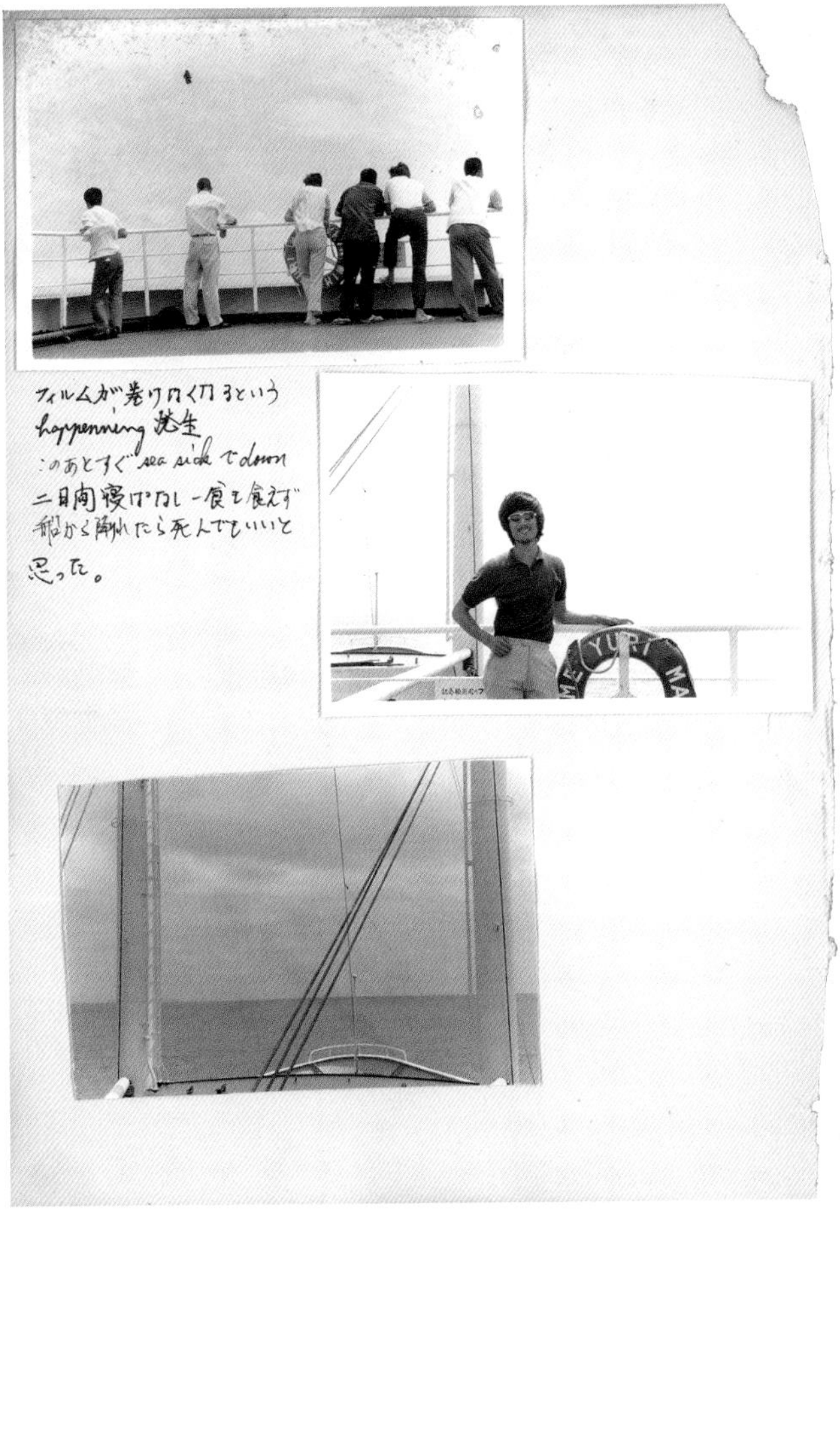
フィルムが巻けなくなるという
happenning 発生
このあとすぐ sea sick で down
二日間寝ぱなし一食も食えず
船から降りたら死んでもいいと
思った。

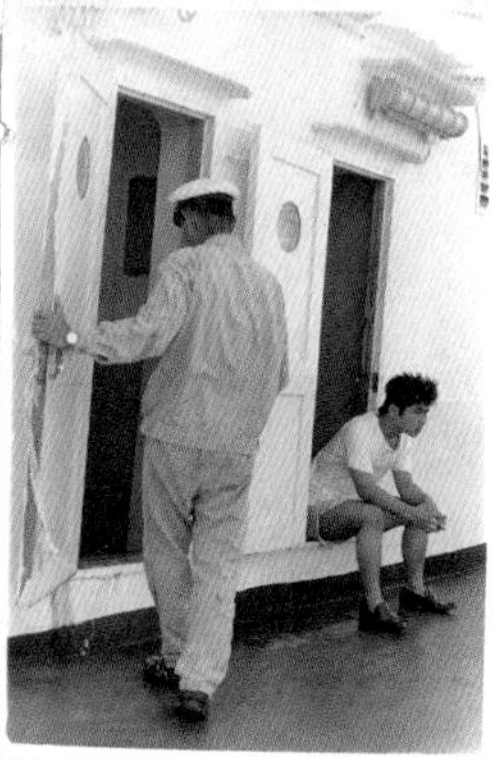

船員さんがトイレに入る所

やっと上陸近し元気を出してやっと甲板に出た。

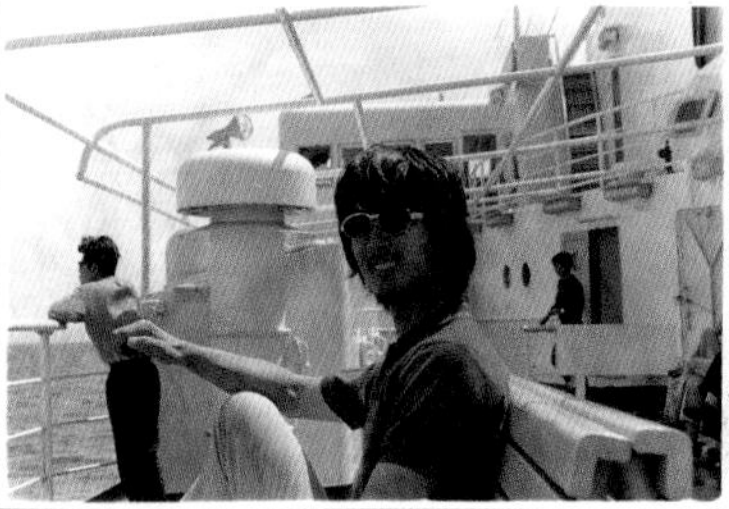

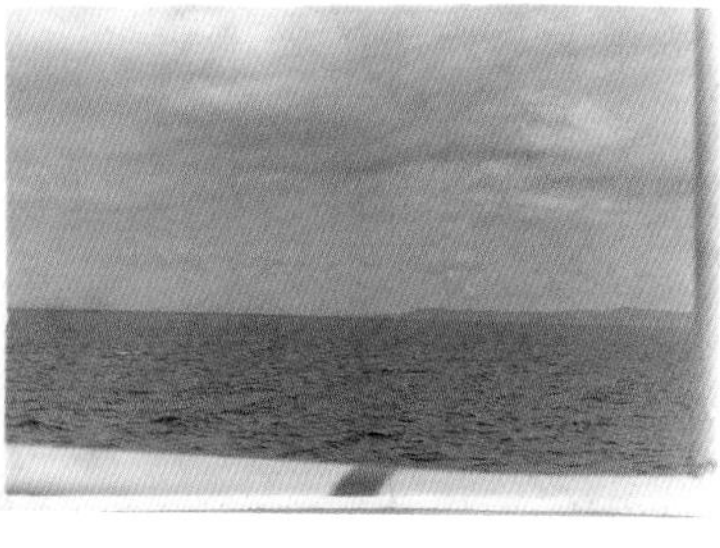

初めて見る沖縄本島

厳格な両親の元に生まれた私は、反動で裏の世界に興味がありました。一人で沖縄の島々を巡って、野宿をしながら地元の人と交流したり、日雇い建設労働者として働いたり、ダンサーのアルバイトをしたり、六本木で朝までホストなどの水商売をしたこともありました。

建設の仕事では、高田馬場まで会社の人が迎えに来てくれました。どの現場に連れていかれるのかは、行ってみるまでわかりませんでした。鉄材運搬をした時には、足で釘を踏みつけてしまい、破傷風の予防接種を受けたこともあります。

ダンサー時代は私は30歳で、60歳くらいの人と毎日踊っていました。

今思えば、人生勉強をしていました。

そんな不規則な生活を繰り返し、肺結核となり水商売を卒業。

それまでを振り返りわかったことは、野獣生活のなかでいろいろな人との出会いを通し、自分は物より人が好きであるということでした。

そこで東京教育大学大学院で理学博士号を取得したところで、物相手の実験はやめることにしました。

その頃ある教授から、物より人が好きな私には医者が向いているというアドバイスをいただきました。

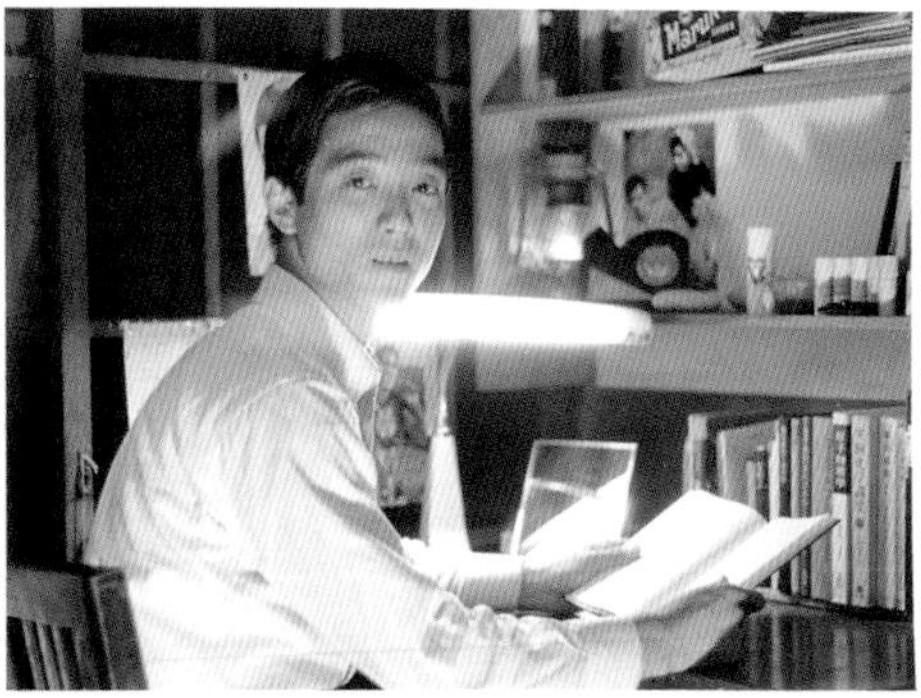

私はこれだ！　と思い、横浜市立大学の医学部に入学。29歳でした。

家が貧しかったこともありますが、自分の好きなように生きていたので、学費、生活費はすべて自分で稼ぎました。それはとても大変でしたが、今となれば人生の財産となっています。

そして17年間の大学生活を終え医者として社会人となりました。

その頃増加していた糖尿病には、運動が重要でした。そこで私は運動療法がある糖尿病担当を自ら志願してやらせていただきました。糖尿病には栄養士・薬剤師・看護部・リハ科等のチーム医療が大切であり、医者だけではとてもできない医療でしたので、教育入院を立ち上げたり、運動療法を立ち上げたりと、結構楽しみながらやっておりました。

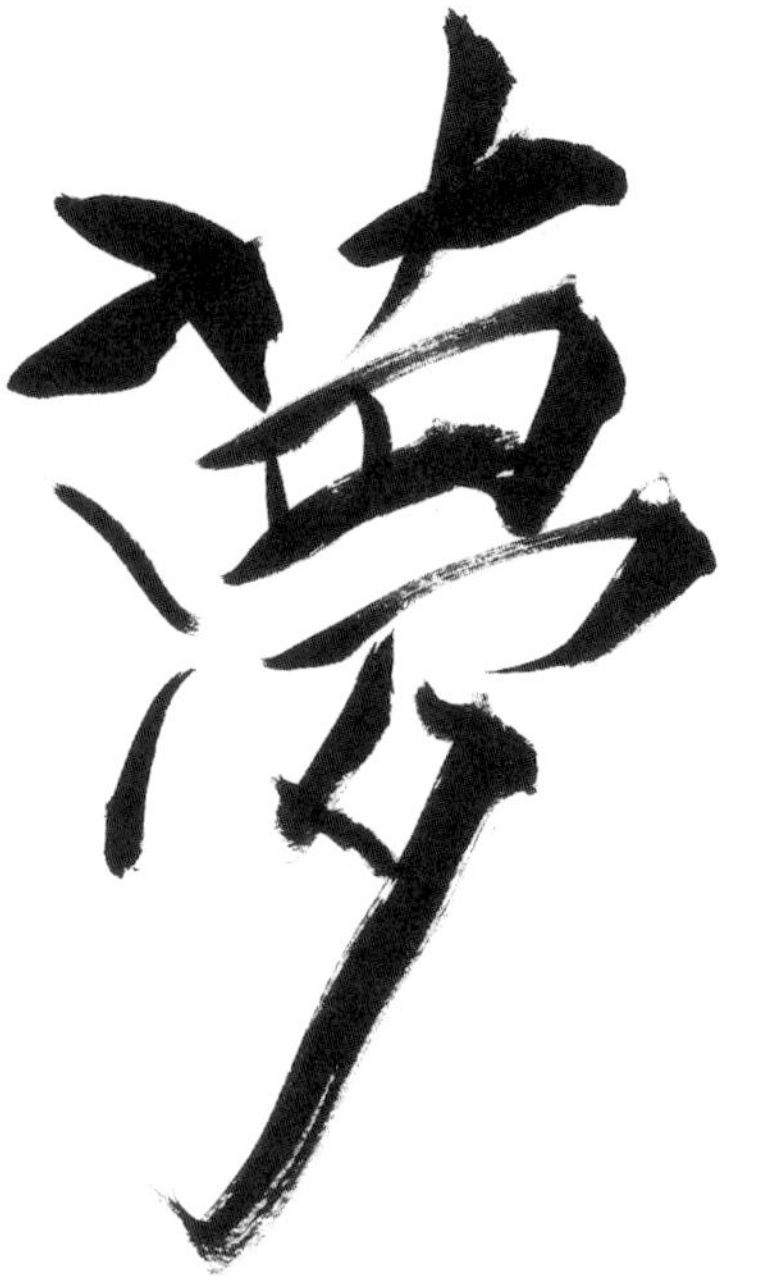
夢

2　初めての運動療法立ち上げ事件

横浜市大から、藤沢市民病院の消化器内科に異動になりました。

当時は糖尿病内科などの科はありませんでしたので、各科が片手間に糖尿病の患者さんを診療していました。

そこですべての糖尿病患者を私に任せてほしいと院長に直接志願し、そのすべてを任せていただきました。

その後糖尿病患者はどんどん増加していきました。

オリンピックを目指していた私は、もちろん運動が好きで、運動療法は糖尿病に絶対良いと思っていました。そこで患者さんを募り、外来診療に間に合うよう、朝6時30分に集合。病院の隣にある公園（当時の白旗公園）を30分ほど歩き、運動前後に採血し血糖値やアドレナリンなどのホルモンを測定するという企画です。さっそく病院会議が開かれました。

しかし、看護部長達が、「事故が起きたらどうするのですか？」と発言し、全員に反対されました。

企画が潰れそうになった時、私の上司だった関先生が、「私も一緒に歩きます！」と言ってくれたのです。そのおかげで、何とか毎週月曜日の運動療法をスタートさせることができました。

しかし参加者が少なかったので、とある新聞に直談判し、湘南版に写真入りで掲載していただきました。掲載された時の反響は絶大で、それまで反対していた看護師全員が、「先生素晴らしいですね〜！」と寝返ったのには、ビックリしました。

私はその関先生の行動を見て、すべての責任を負う覚悟ができるようになった気がします。

3　命の危機に！　開業を決意

その後横須賀共済病院へ異動となりました。

糖尿病担当の医者は、二人しかおりませんでした。二人で代わる代わるに毎日午前中に100人近くの外来患者さんを診察しなければなりません。午後からは病棟で入院患者さんの診察、そして指示書を書き、夜中も患者さんの急変で呼び出されることがしばしばありました。それでも何とかこなしていました。

睡眠が取れない時もありました。食事も取れる時に取るような不規則な生活でした。

ある時、唯一の相棒の先生が、あまりにハードな仕事だったため入院してしまいました。

私一人で二人分の仕事をこなさなければならなくなり、この私もあまりのハードさに眩暈が出現するようになりました。

このままでは、自分の命が危ないと感じ、妻や娘に遺書まで書くほどになりました。

そこで開業を決意。

中島内科クリニックを開業いたしました。

眩暈は完全に治まりました。

4　医療法人「ゆるぎない愛」について

開業10年が経った頃、医療法人にしました。

宗教法人と間違えられる「ゆるぎない愛」には、ゆるぎない理由があります。

糖尿病では患者さんが、実は自分が食べ過ぎていることをわかっていながらもやめられず、そんな自分にストレスを感じ、そのストレスが副腎皮質ホルモンであるコルチゾール分泌を促し、血糖値を上昇させている場合があります。

そのストレスを改善するために、筑波大学の心理学の准教授が、カウンセリングに来てくれました。その方法はＳＡＴ構造療法といい、その理論はかなり難しいものです。

カウンセリングを2時間受けた患者さんは全員と言っていいほど、ストレスが改善し、血糖値の平均値であるヘモグロビンA1cが改善したのです。

そこで私は准教授に、「どうして皆さんストレスが改善し、血糖値が良くなっているのですか?」と質問しました。その答えは、「難しいことはともかく、ゆるぎない愛です!」というものでした。先生はゆるぎない愛を持って患者さんと向き合っていたのです。

やはり人生で、一番必要なのは、ゆるぎない愛なのだと思いました。

私はそのまま医療法人名としました。

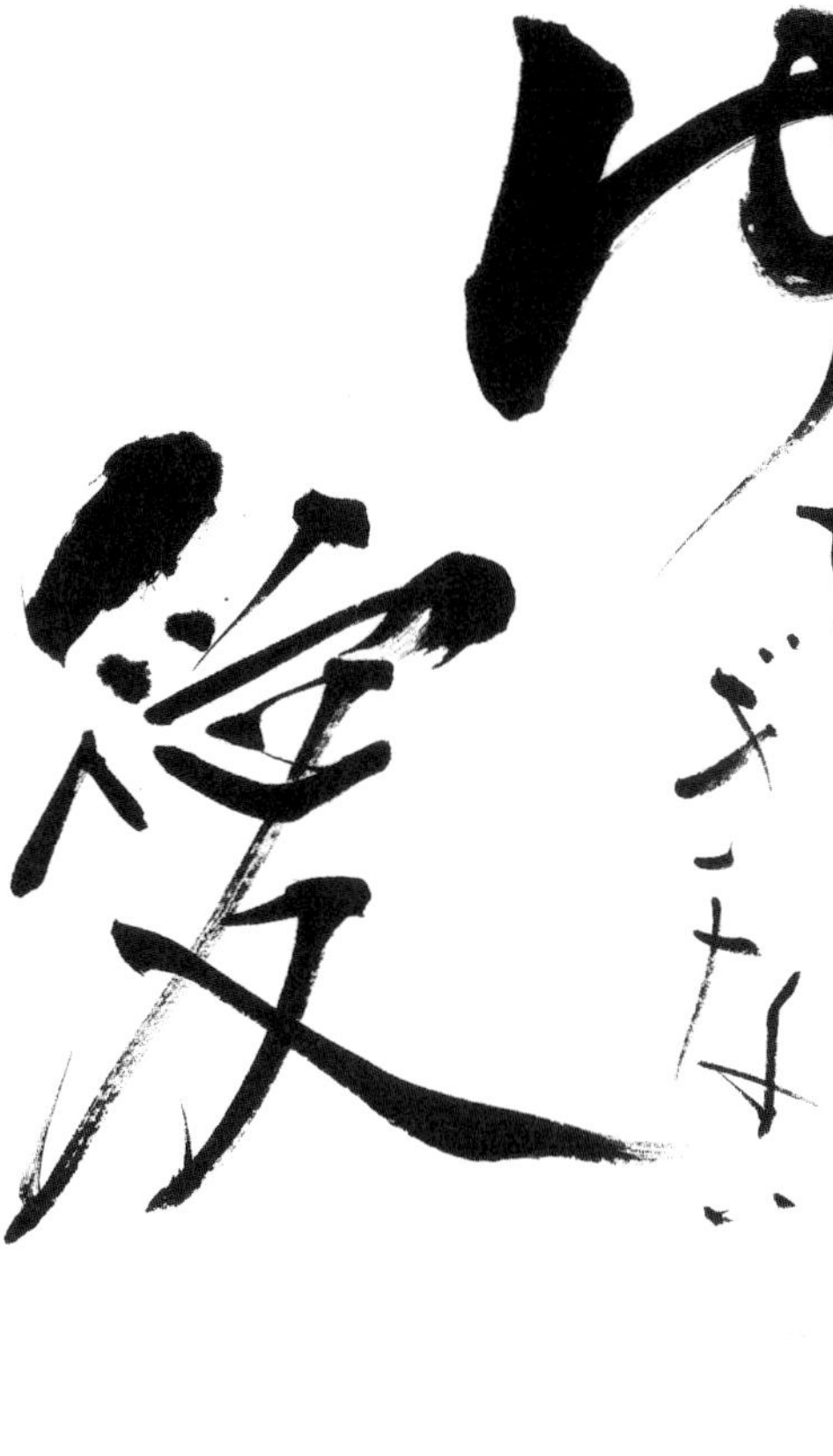
ゆ
愛

5　当院の診療について

もちろん当院でも開院当初から始めている運動療法は、私の一番の自慢のイベントです。

毎週金曜日昼休みに、患者さんと私とスタッフが一緒にクリニックを出発し、うみかぜ公園まで約３キロウォーキングし、ラジオ体操をして帰ってきます。運動前後に血圧・血糖測定を実施しております。運動するとこんなに血糖値が下がる！　ということを実感してもらい、日々の行動に繋げてほしいのです。

それだけではなく、同じ糖尿病を抱えた患者さん同士の交流にも繋がっています。

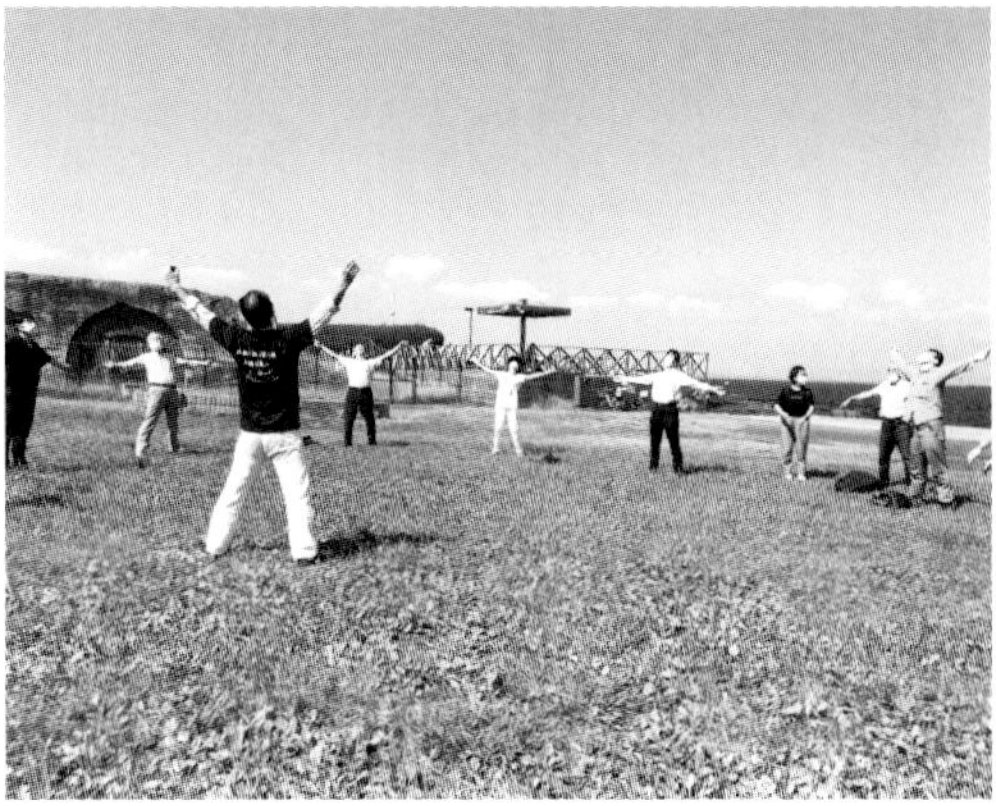

楽しそうにお話をしながら、海をバックにしてのウォーキングは心も身体も気持ち良くなります。

それから、常時管理栄養士がおりますので、いつでも食事のことを相談することができます。一人暮らしで自炊をしている方、外食ばかりの方、夜勤で食事時間が不規則な方、人それぞれ生活環境が違います。

まずは患者さんのライフスタイルを伺い、それに合わせて相談を行います。

「僕の身体は筋肉だから重いんだ」「私は食べてない」という人が多いのですが、当院にはインボディという体組成を調べる機械があります。調べてみると、筋肉だと思っていたのが実は脂肪だったりします。自分は食べ過ぎていない、運動も十分していると思っていたりする人の気づきになるのです。筋肉と脂肪の比率を見て、食事だけではなく、足の筋肉が少ない人には、ウォーキングを促したり、腕の筋肉が足りない人には、ダンベルなどの運動をすすめたりしています。

食事制限だけではなく、運動を少しプラスすることでインスリン感受性も上がり、血糖値が下がりやすくなるのです。そして、栄養士の企画で、健康食でのＢＢＱや、料理教室・薬膳料理教室なども実施しております。

看護師は糖尿病療養指導士の資格を取得しております。

いわゆる糖尿病のスペシャリストです。

インスリンは入院して始めることが多いのですが、当院では外来でインスリン導入をしています。糖尿病の患者さんは足の観察も必要です。血糖コントロールが悪いと、足の小さな傷から菌が入り、最悪壊疽となってしまいます。そのため、足の観察が大切です。

そんな時には、すぐにフットケアを行うことができます。

患者さんの困ったことに適切に的確に対応してくれます。

さらに高齢で通院不可能になった患者さんへの訪問診療もしております。

しかし、医療だけでは糖尿病は改善されないケースも多々あります。

そこで、医療・介護・人生相談もしております。

抱えている思いがありそうな方には、診察室でこちらからお声かけをしております。話を聞いてあげるだけでも明るい笑顔になられる方がたくさんおります。時には患者さんのご家族の方も来院されたりもします。娘の結婚相談、旦那さんの愚痴……など相談は尽きません。

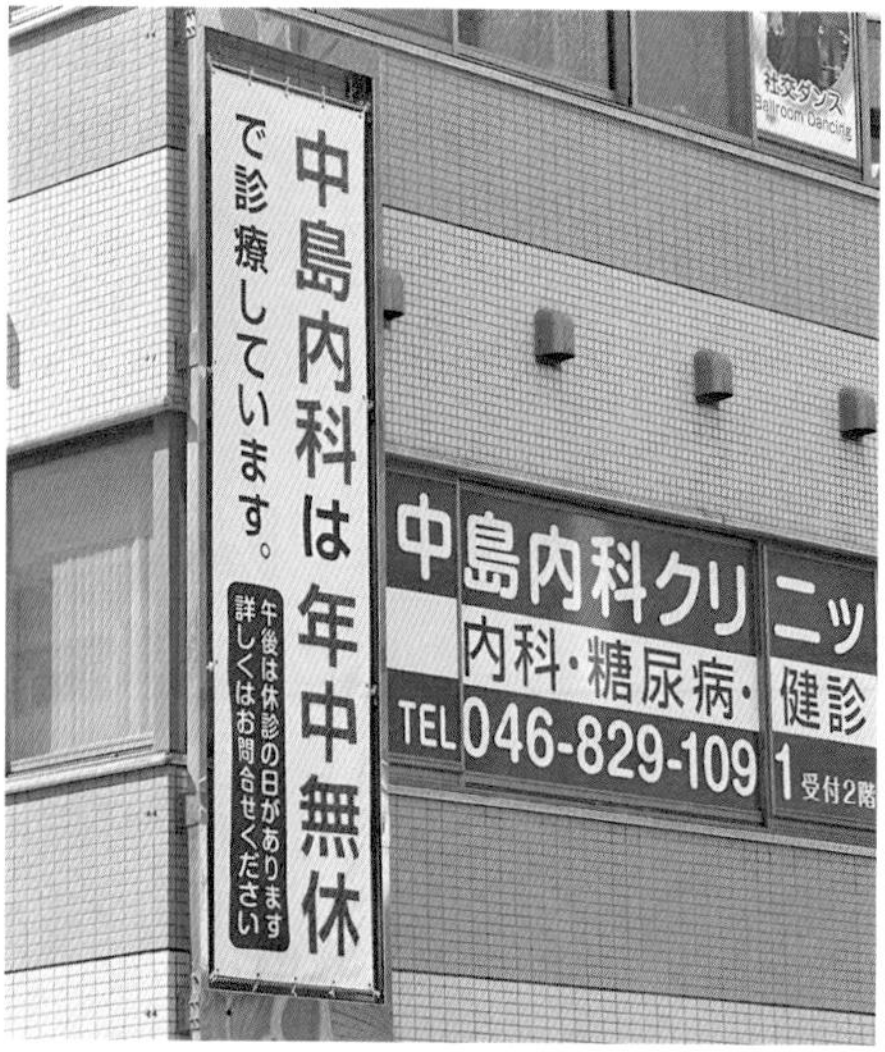

当院は365日外来診療を実施し、私の携帯電話は365日24時間連絡可能です。

このためには、病院スタッフ全員の協力が必要であり、私はスタッフ皆さんに感謝感謝の日々です。

感謝

第二章

私の健康観

次に、健康でいるために私自身が気を付けていることをお話しします。一口に「健康」といっても、アプローチは様々です。私は実際に試して、たまには失敗もしながら、今の身体を作ってきました。健康を保つ秘訣を、ひとつひとつ具体的にご紹介します。

1　運動

一般に、人間は運動（筋肉を収縮）すると、その筋肉からマイオカインというホルモンが分泌され、それが筋肉自体や肝臓、脂肪細胞のインスリン感受性を改善し、糖尿病に非常によく効くことがわかっています。さらに、筋肉を増量し、フレイル、すなわち歩行困難などの介護の必要性を減らすことがわかってきています。

さらに大腸癌の予防にも繋がることも分かってきました。また、運動は特に、脳の前頭葉と海馬の細胞を増加させます。すなわち、記憶や想像力を改善し認知症予防には最適といわれています。

さらに、不眠や便秘の予防にも大切ですが、現実に運動を継続することは並大抵なことではなく、それなりの根性が必要だと思っています。

表紙を見て、驚かれた方も多いかもしれません。

私がこの身体になった経緯と今していることなどをお話しします。

①マラソン

私が走り始めたのは、教育大に通いハンドボールで挫折した頃です。

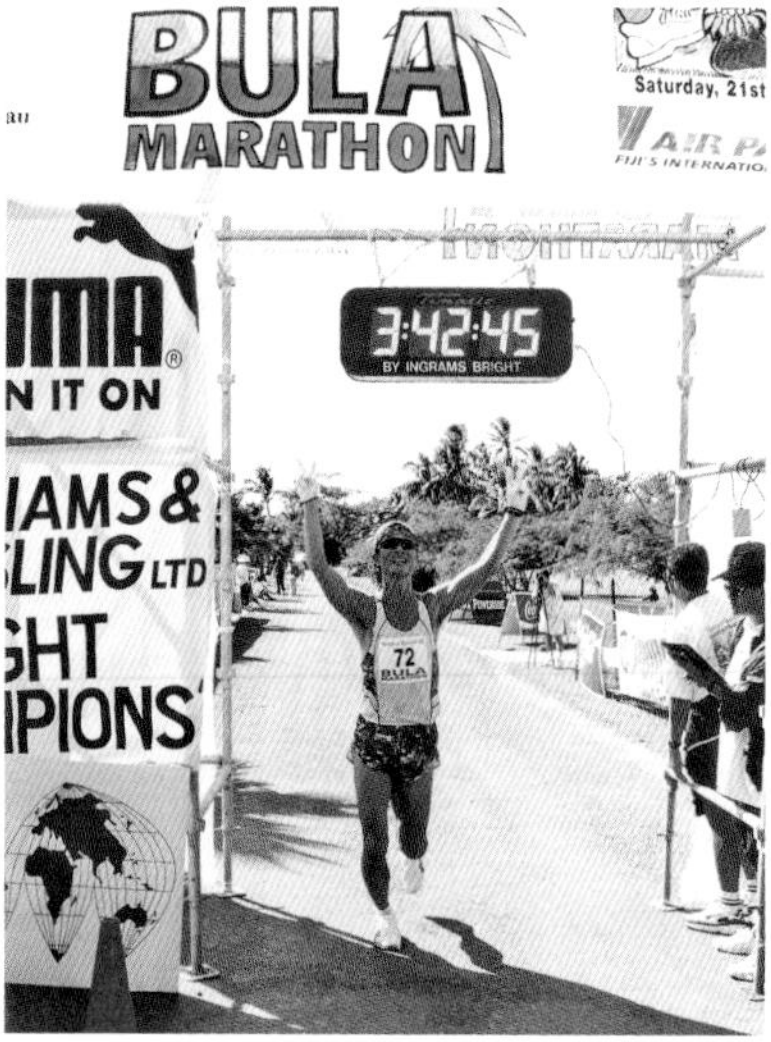

その頃皇居の周りを走っていたのは、まだ我々だけでした。

ですから皇居ランナーのはしりということになります。

その頃はランニング仲間と成田マラソン大会等に出場したりしていました。

その後時間を見つけては、ホノルルマラソン3回、バリ島マラソン10回、フィジー島マラソン3回、サイパンマラソン10回と旅行を兼ねてマラソン大会に出まくっていました。

最高タイムは、千葉佐倉マラソン大会のフルマラソンで、サブスリーにぎりぎり届かない3時間30秒を記録しました。40歳でした。我ながら、よく頑張ったと思っています。

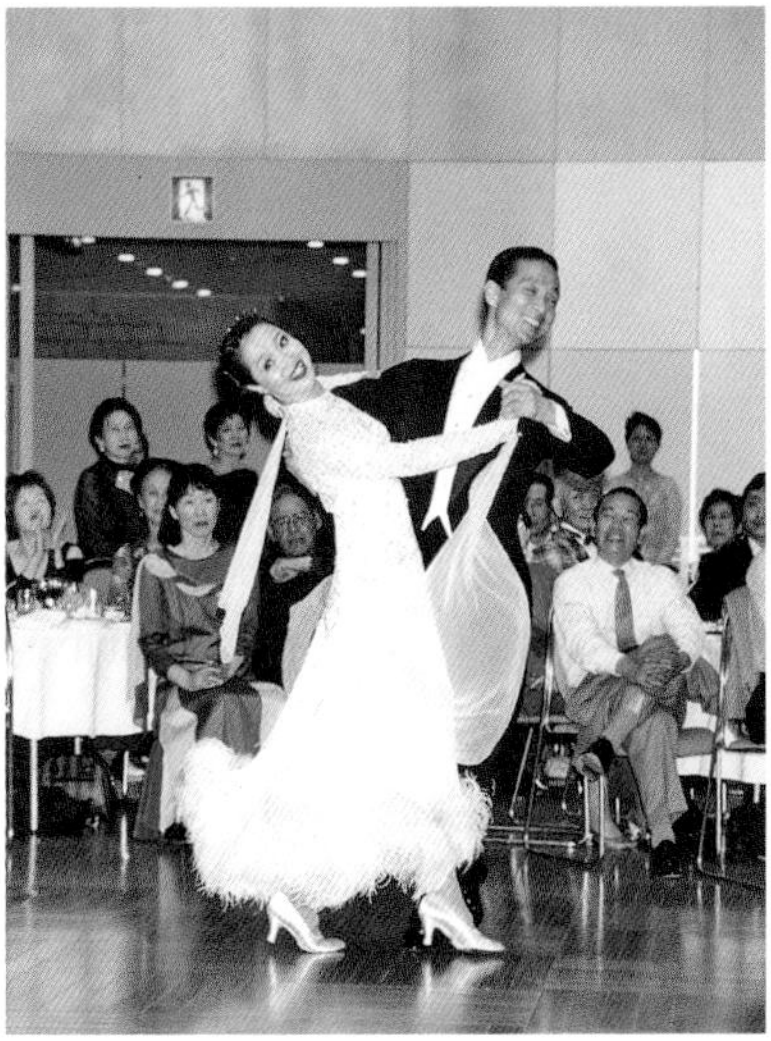

②社交ダンス

横浜市大医学部の時、不純な目的で社交ダンス部に入り、競技にはまりました。

競技ダンスで全日本チャンピオンを目指すようになり、パートナーと結婚しました。奥さんです。

社交ダンスは男女で踊ります。男性も女性も、上手い相手と踊りたいと精進します。

音楽に身体を合わせ、相手の呼吸にも合わせなければなりません。

心と身体が整わないと上手く踊れない。簡単に語れないほど奥が深いのです。

二人で上手く踊れた時の感動は最高です！

しかし喧嘩もつきものです。

喧嘩で練習ができない時は一人でひたすらマラソンするのがおすすめです（笑）。

今でも週3回スタジオに出向き、プロの先生に教えてもらって精進しています。

③筋トレ

私は年の割に上半身、下半身の筋肉がついています。

実は、マラソンやダンスだけでは上半身のインナーマッスルは鍛えられますが、アウターマッスルはむしろ削げてきます。そこで私は、スポーツジムには通わず、自宅のベランダで、アイソメトリックな筋肉運動を毎日1時間実践しております。もちろんこれは、誰でもできることではありません。ラジオ体操でも、何でもいいので、まずは自分のできることを毎朝10

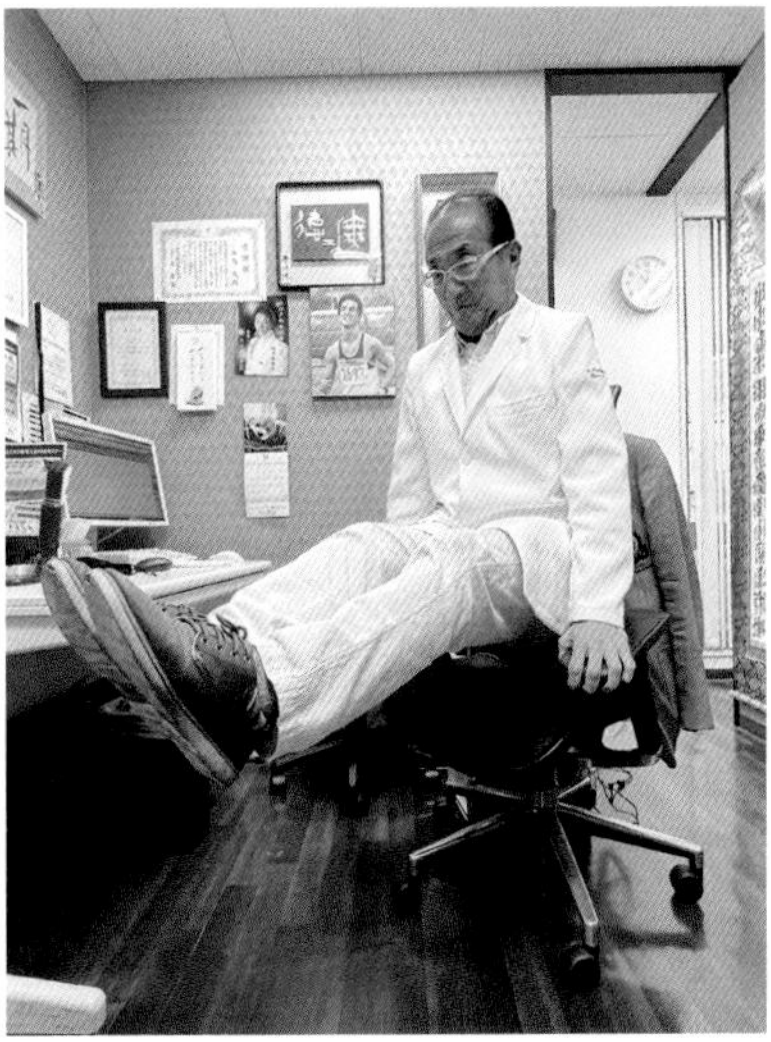

分から始めてください。必ず効果が出てきます。

実際、仕事前に運動をすることは根性がいることです。

しかし、まず自分の身体を整えてから仕事に臨むことは、楽しく仕事ができるコツだと思います。

身体が温まると、一日のパフォーマンスが上がり、気持ちも前向きになります。

まず毎朝10分！　運動を始めてみてくださいね。

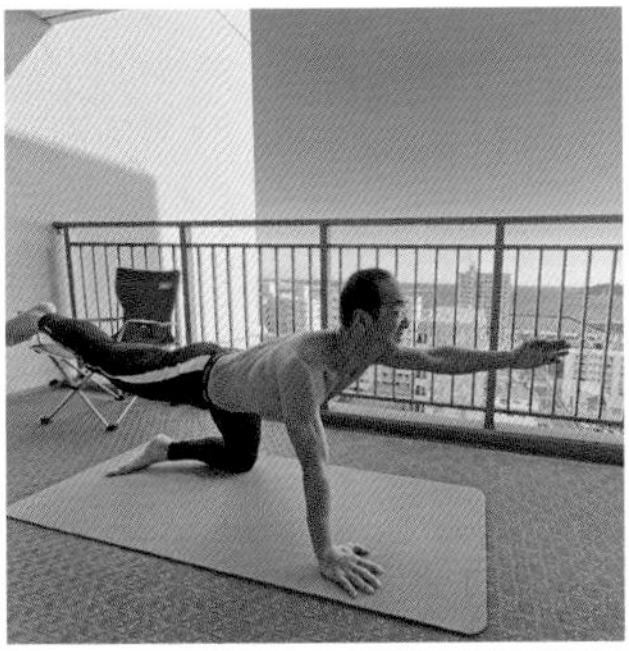

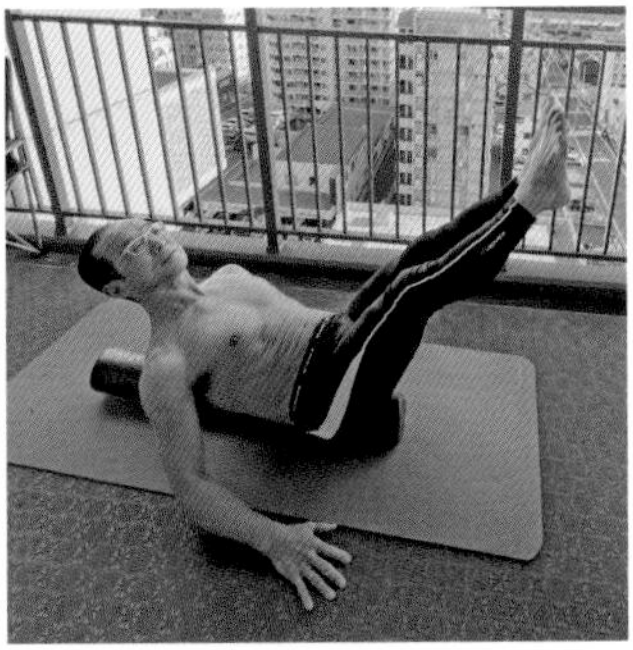

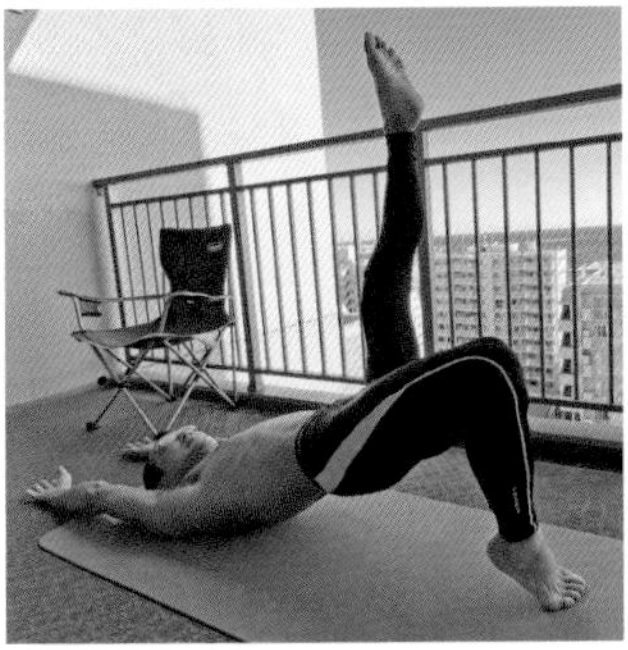

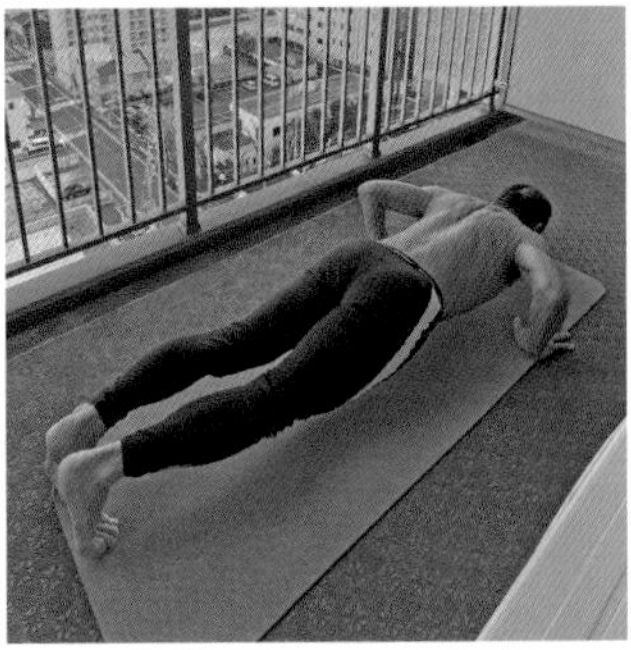

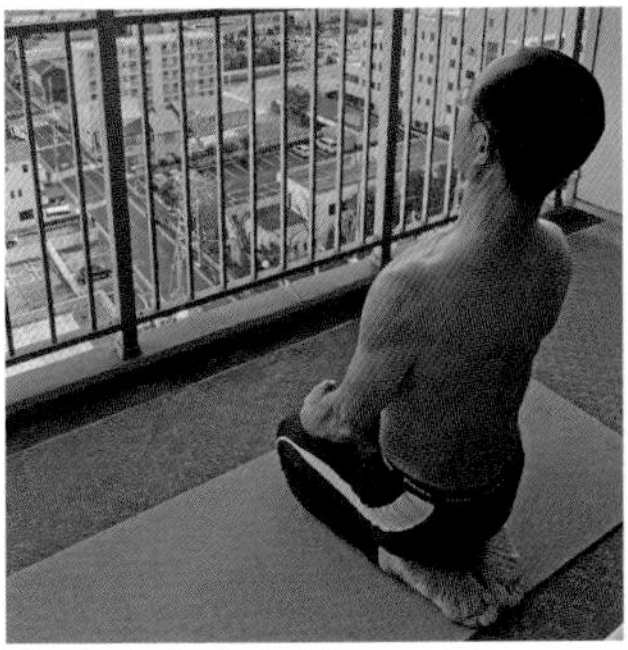

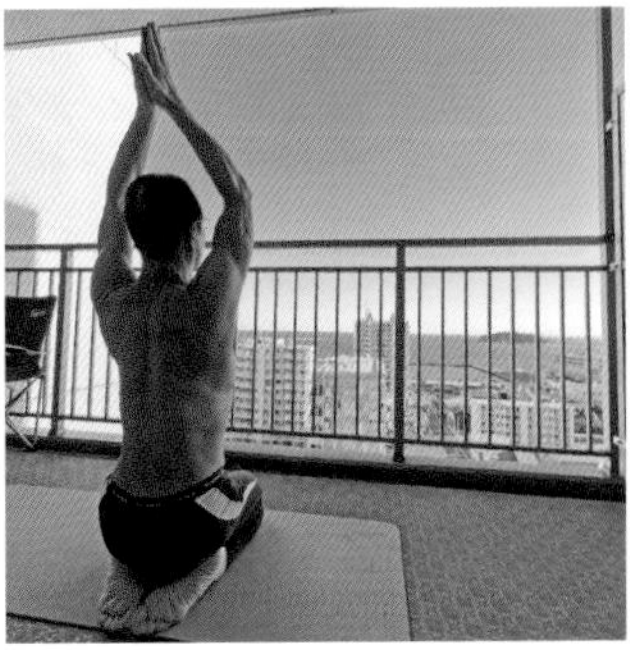

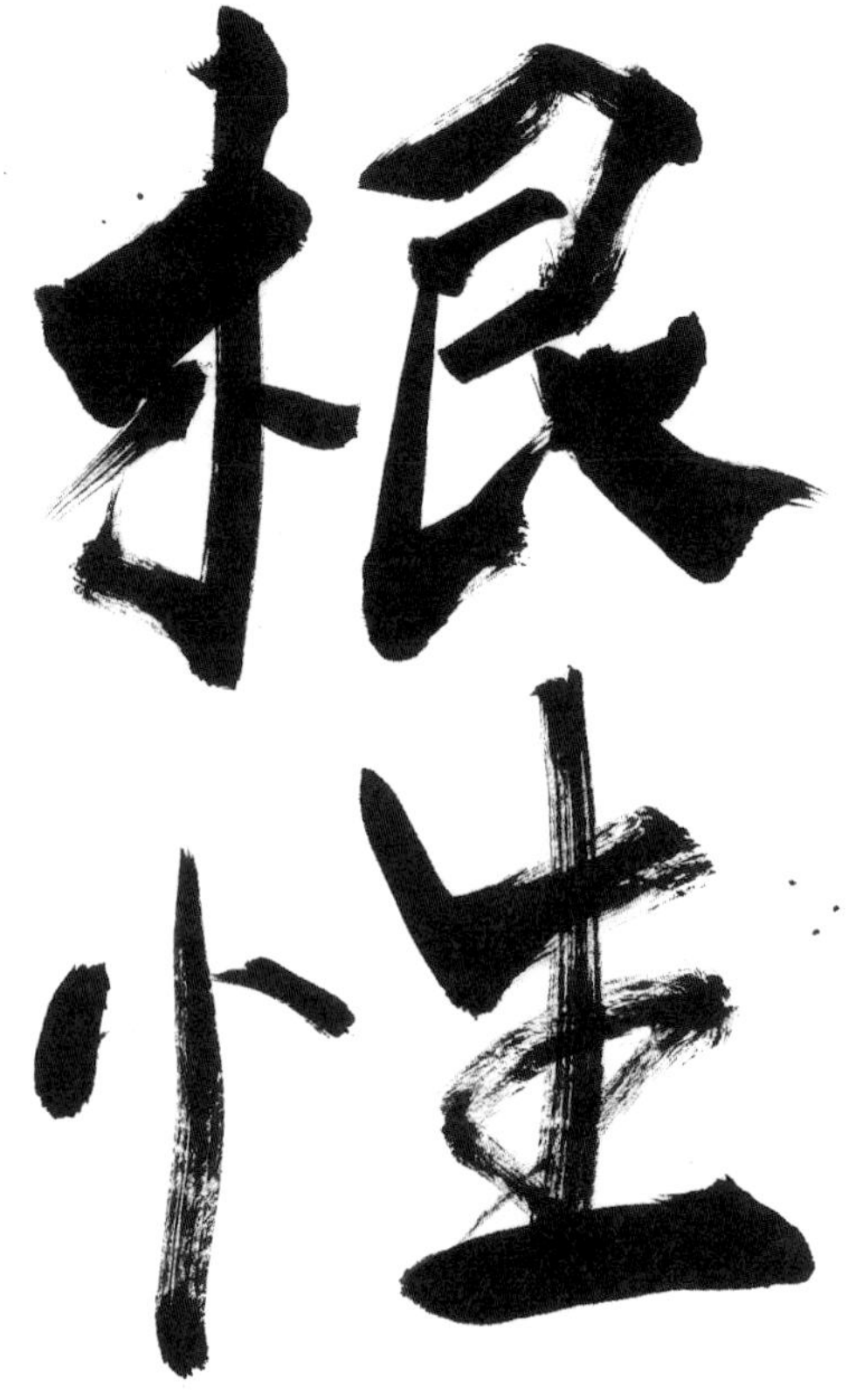
根性

④日常生活での運動

駅でエスカレーターに人が集中し、階段がガラガラになっています。

スポーツジムにお金を払って運動しに行くより、毎日エレベーターやエスカレーターを使わず階段を上り下りするほうが断然効果的です。

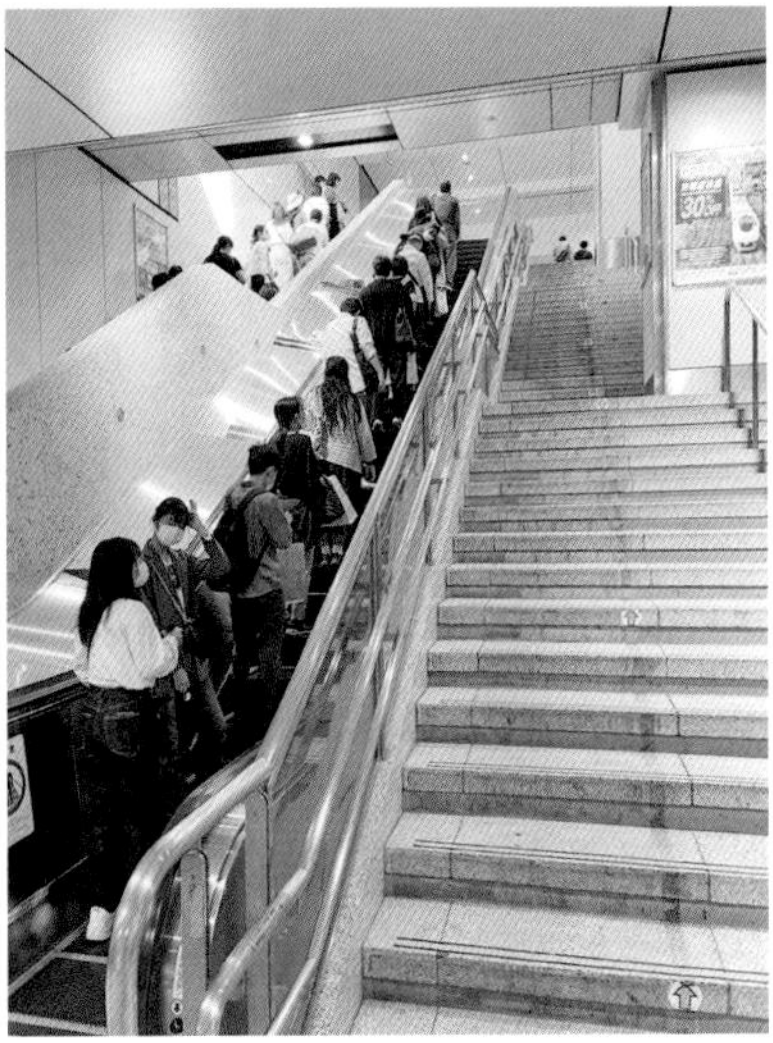

私は3階程度なら必ず階段を使います。

これは私の考え方の一つですが、国が国民の健康のために用意してくれた階段を使わないのは、損だと思います。

私が尊敬する先生が「人は座り続けると3・7年分の寿

命が縮まる！」と講演しておりました。それを聞いてから、私は看護師さんから呼ばれたらすぐに走って行きます。診察の空き時間には、椅子に座りながら腹筋やスクワットもしちゃいます。

要は、心がけです。

忙しいから運動ができない！　というのは言い訳です。

少しの努力で、自分の健康は守られます。私のこの筋肉は、日々の努力の証です。

2　食事

一般的には1日3食、たんぱく質15％、脂肪25％、炭水化物60％程度、さらにビタミン、ミネラルを適量にバランス良く摂取するように推奨されています。

しかし我々食料難時代の世代は、「三つ子の魂百まで」で、現代の豊富な食料をバランス良く、しかも適量摂取することは至難の業となっています。どうしても、高齢者に必要な筋肉の材料となるたんぱく質が不足しがちになり、脂肪、炭水化物は取り過ぎとなる場合が多いのです。そこで、私の食事摂取についてお示ししますので参考にしてみてください。

もちろん、人は千差万別なので、個々人に合った方法を各自悟ることがもっとも大切だと思います。

①食事量

私も20歳頃の若い時は、代謝も運動量も多いので3人前食べても一向に太りませんでした。しかし50歳を超えた頃、ちょっと美味しいからと食べ過ぎると、すぐ太るようになりました。もちろん個人差もありますが、私は50歳過ぎたら腹八分目、60歳過ぎたら腹七分目、70歳過ぎてからは腹五分目にしています。

毎日裸で体重計に乗るのも日課です。とりあえず、体重を目安に太り過ぎないようにかっこいいスタイルを楽しみましょう。体形維持が一番の若さの秘訣です。

少し体重が増えていたら、次の日には必ず戻るように、食事量を減らすように調整しています。それより何より、私が太っていては患者さんに説得力がありません。

私がお手本にならなくては！　と思って努力しています。

実は、この本の表紙は、私の名刺の裏面でもあります。

頑張れない！　と言う患者さんには、私のこの名刺（この身体）を渡して、頑張って！　と励ましています。意外に効果抜群です（笑）。

②ダイエット
そうはしていても、時には体重が増えてしまう時があります。

そんな時はもちろんダイエットをします。

この前はケトジェニックダイエットを試してみました。

ケトジェニックダイエットとは、糖質を控え、たんぱく質と脂質をエネルギー源とするダイエット法です。人間の生体におけるエネルギー源には、ブドウ糖とケトン体があります。一般には、ブドウ糖がエネルギー源として用いられていますが、糖質制限を強化し、たんぱく質や良質な脂肪のみを摂取することにより、血中のケトン体が増えます。これが、ケトン体をエネルギー源にする方法です。肥満の人には、時に有効とされています。私自身の体験から、ケトン体血中濃度は、上がりやすい人と上がりにくい人が、遺伝子的に制御されている気がしました。私自身も毎日、血中ケトン体を測定しながら、糖質制限をし、たんぱく質、MCTオイルのような良質脂肪摂取で、10日間頑張りましたが、それほど血中ケトン体濃度は上昇せず、糖質への欲求が強く挫折しました。人によっては、簡単に、血中ケトン体濃度が上昇するようで、やれる方は、試してみてください。

最近、昔からの友人二人がベジタリアンであることを知りました。二人とも78歳で、二人とも二年前に軽い脳梗塞になり、動脈硬化の指標である頸動脈のプラークがひどいことを知り、ベジタリアンあるいはビーガンになったそうです。

しかし今の日本でベジタリアンを通すことは大変なことであり、レストランでベジタリアン用の料理を作ってくれるところを見つけるのは容易ではありません。本当にベジタリアンに移行できれば、日本の生活習慣病である糖尿病・脂質異常症・脳梗塞・狭心症・心筋梗塞は、ほとんど予防できることはほぼ間違いないと私は思います。

現実に、どれだけ皆さんが強い意志をもって継続できるかが問題だと思います。

私自身ベジタリアン食は身体に本当に良いと思いますが、今の豊かな日本で継続する自信がありません。ですから今の私にできるのは、せいぜい一日のカロリー制限による体重維持ぐらいです。

どんなダイエットでもトライする気持ちが大切です。
皆さんも、いろいろなダイエットにチャレンジしてきたと思います。
私もほとんど試しましたが、自分に合っているのは、シンプルに断食です。

③プロテイン
食事や運動に気を付けてもどうしても筋肉が衰えてきます。
筋肉の材料であるたんぱく質を多く摂る必要があります。
すなわち、肉、魚、大豆（納豆・豆腐など）を摂るようにしましょう。
痩せ過ぎている人は糖質や脂肪を摂ることも大切です。
いくら糖尿病の数値が良くても、痩せ過ぎて動けない身体では意味がありません。

そんな時、プロテインをより多く摂取することが大切だと思います。上手く利用しながら筋肉を維持できると良いですね。

④サプリメント

診察時にサプリメントは飲んでもいいですか？　とよく聞かれます。

この世の中には医薬品よりたくさんのサプリメントが出ています。

中島内科でも、いろいろ治験をやってみましたが、有意に効いているという結果は得られませんでした。ただ、森永製菓のビフィズス菌-B3というサプリは、20人の肥満患者さんを対象とした、二重盲検で有意に体重減少を認めました。サプリメントは医薬品と違い、きちんと治験がなされていないので、効く確率は低いと言わざるを得ません。しかし、なかには効く人がいないとも言いきれません。私は患者さんに「飲んでみて効くかどうか試してみてください」とは、言っております。

糖尿病のためにサプリメントを飲むならば、ごはんを少し減らして！と言いたいのが本音です。

3　睡眠

私自身、若い頃はそれほど苦労せず眠れていました。

基本6～8時間はぐっすりしっかり寝ることが、糖尿病でも認知症でも良いことが実証されています。ただ問題は、高齢になるとなかなか眠れなかったり、眠りが浅かったり、3～4時間で目が覚めてしまい、その後なかなか寝付けなかったりすることです。少なくとも私の患者さんの半分ぐらいがそうです。私もその一人です。

　どうしたら熟睡できるのかが大きな問題です。

　教科書的には、昼間に運動したり、寝る前に少しぬるめのお風呂に入るなど、興奮するようなことがないようにして副交感神経を優位にすることが原則です。しかし、眠れません。

　そういう時には睡眠導入剤の力を借りるのも一つの手だと思います。現在たくさんの睡眠薬が出てきていますが、問題は依存性が必ずあるということです。マイケル・ジャクソンやプレスリー、マリリン・モンローなど有名人も皆、睡眠がとれなくて、だんだん強い薬を使うようになって亡くなっています。

　実は私自身も睡眠薬の力を借りて寝ていますが、適量を見つけながら、なるべく依存しないように注意しながら服用しています。どうしても興奮が収まらない時は、仏教書のような難しい本の力を借りて何とか寝ています。時にはアルコールの力を少し借りたりしてみますが、私は逆に興奮してしまい逆効果でした。その辺は個人差があると思いますので、自分にあった方法を見出し、とにかく十分な睡眠をとって、朝から元気に活動できるようにすることが大切だと思います。

4　メンタル

私の人生は、まだまだ語りきれないほどトラブル続きでした。
私は、それらのストレスを乗り越えるために、日記をつけてきました。
今日感じたことや辛いことを、素直に書き留めました。

書くことにより心が少し癒された感じがし、何とかその日一日を生きることができました。

しかし、大切なことはこの出来事、すなわちストレスを肥やしとして次に繋げられるかどうかだと今になって思います。

その時のストレスに潰されてしまうのか？　それを肥やしにできるのか？　それは、のちのちの人生を大きく変える気がします。

2010年春に始めたのが、四国八十八か所巡りのお遍路です。

お遍路は杖（弘法大師）と一緒に歩き、今

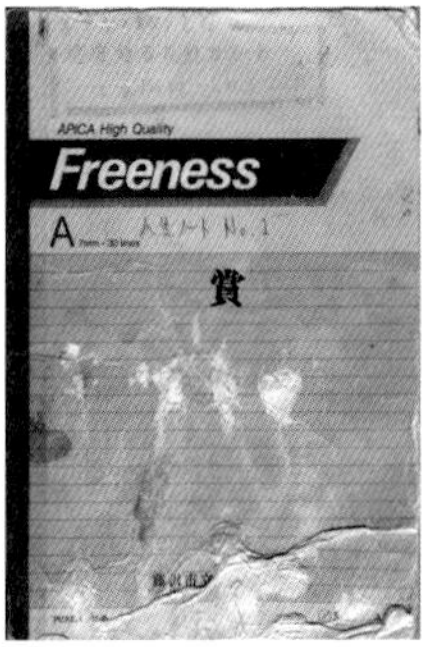

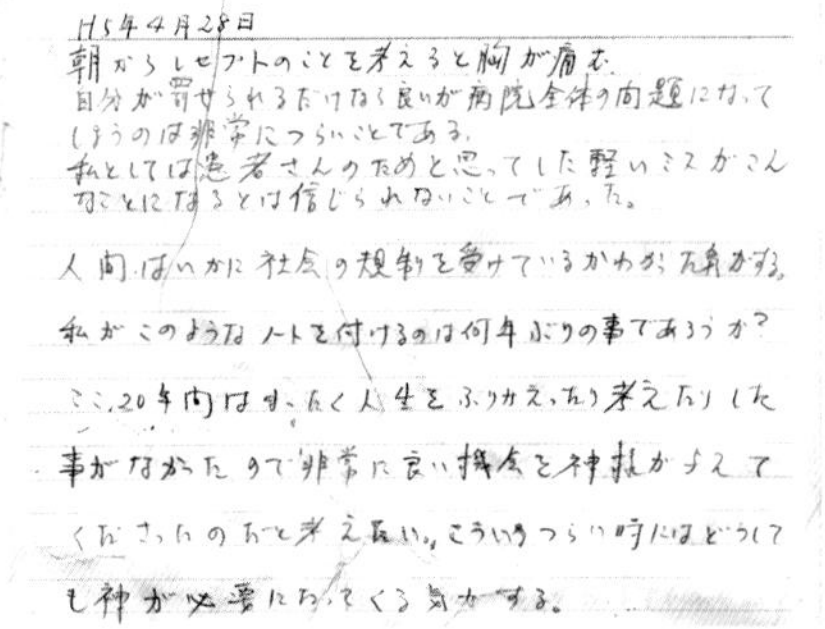
H5年4月28日
朝からレセプトのことを考えると胸が痛む。
自分が罰せられるだけなら良いが病院全体の問題になってしまうのは非常につらいことである。
私としては患者さんのためと思ってした軽いミスがこんなことになるとは信じられないことであった。

人間はいかに社会の規制を受けているかわかった気がする。
私がこのようなノートを付けるのは何年ぶりの事であろうか？
ここ20年間はまったく人生をふりかえったり考えたりした事がなかったので非常に良い機会を神様が与えてくださったのかと考えたい。こういうつらい時にはどうしても神が必要になってくる気がする。

までの自分の人生を振り返り、即身成仏を願う旅。すなわち、仏も許すであろう心と行動を実行できるようになる歩き旅です。実際は毎日30キロも山道を歩いていると、はじめのうちは、次の民宿にたどり着くのが精一杯になることがほとんどでした。

しかし、歩いているとたまには同じお遍路をやっている人との出会いもあります。その一人にフランス人の男性がいました。たまたま、同じ民宿に泊まり、同じお風呂に入りながらお互いのことを英語で話しました。その人の娘はレズビアンで、親である彼が悩んでおり、はるばるフランスから四国まで歩きに来ているということでした。世の中にはいろいろな悩みがあるんだな〜と思いました。

最も素晴らしいと思ったのは、ある民宿で出会ったお遍路中の80代のおばあちゃんが、土砂降りのなか出かける時に残した言葉でした。

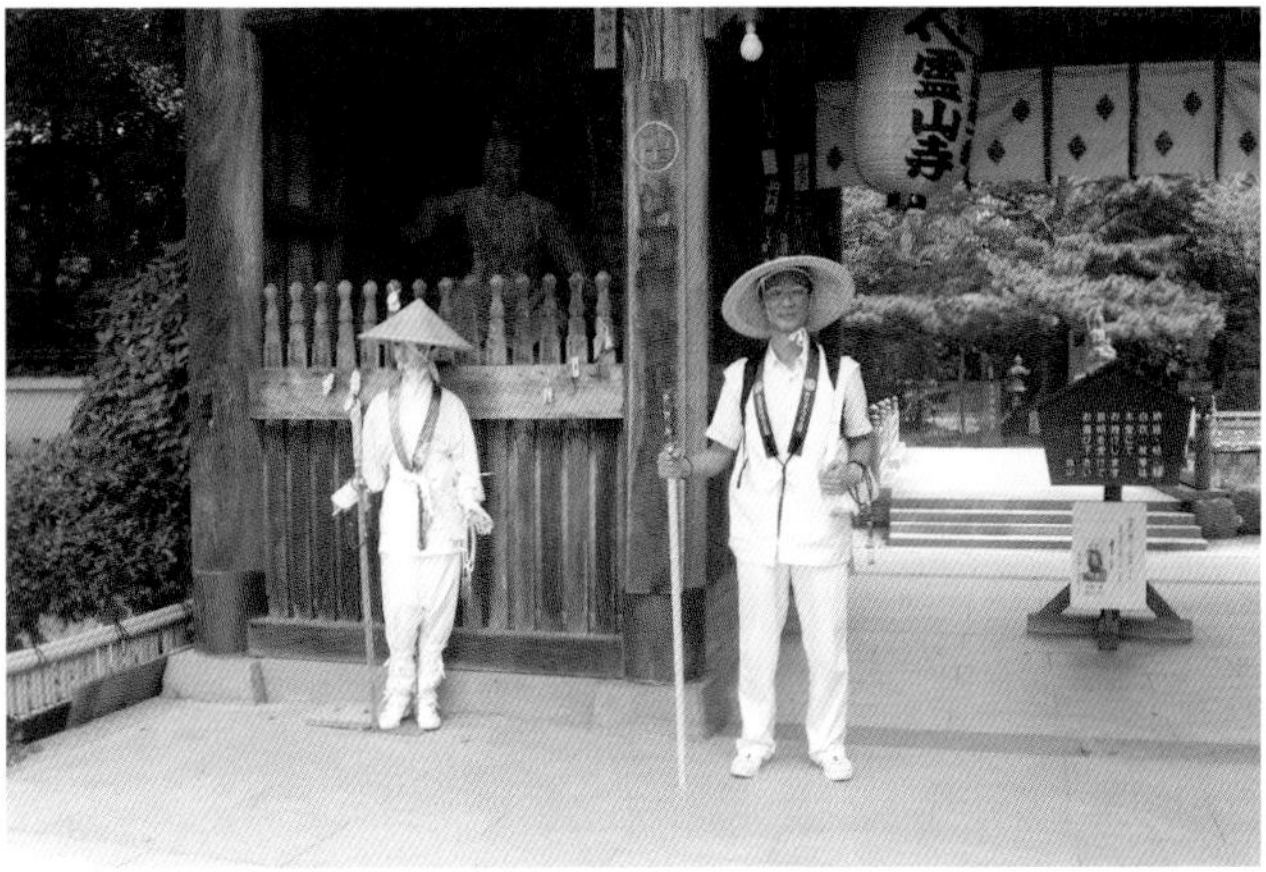

「なんて素敵な雨でしょう！」の一言に感動させられました。

雨が大嫌いな私は、人の心は考え方一つなのだと思い知らされました。

人生、皆さん大変なことがあるはずです。しかし、最後は考え方でどうにでもなる気がします。いつもすべてを前向きにとらえ幸福感を感じながら生きる人が結局長生きする気がしました。

そんな私ですが、奥さんに、「もう一度お遍路行ってきなさい！」と

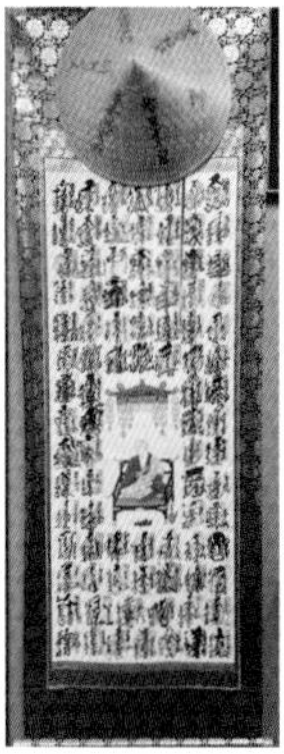

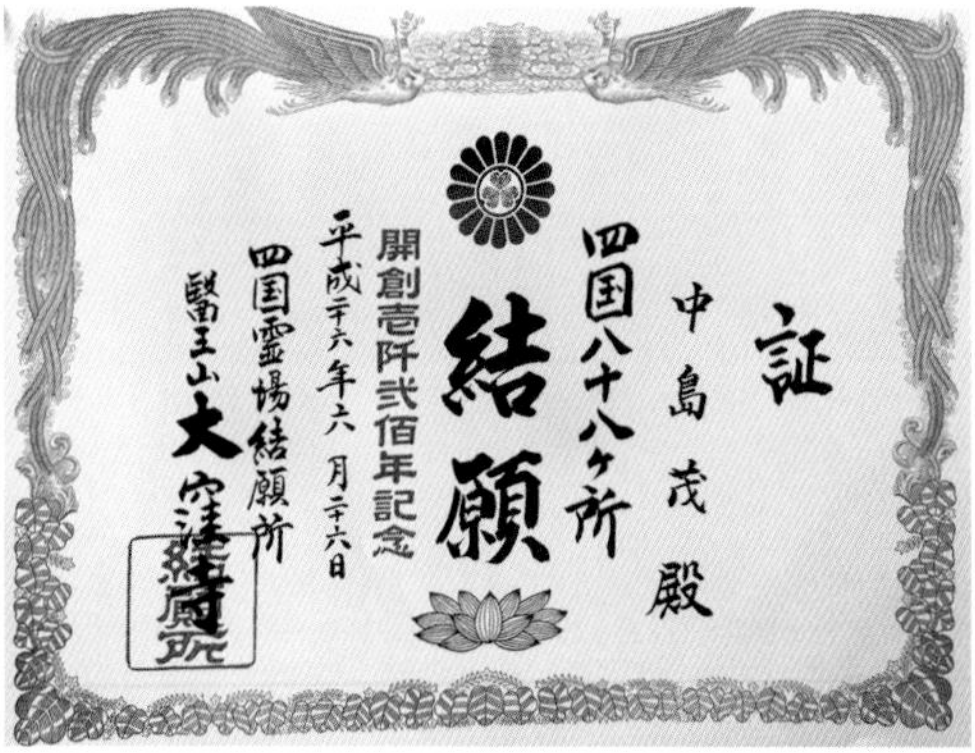

言われてしまう始末です……。

人生はそう上手くはいきません（笑）。「六大無碍にして常に瑜伽なり」という空海の言葉があり、「ろくだいむげにしてつねにゆがなり」と読みます。地・水・火・風・空・そして人の心、それらが繋がり融け合ってこの世界は存在しているという空海の世界観を語った言葉です。

時には、時を待つことも必要です。待っている間に、自分の心が決まってくるのだと思います。

5　医療

食事・運動・睡眠・ストレスを改善しても、遺伝的に改善の困難な病気もあります。例えば、本能性高血圧や、家族性脂質異常症、1型糖尿病などは生活を改善しても、なかなか改善が困難な場合がよくあります。そういう時は、やはり西洋・東洋医学の力に頼らざるを得ません。私自身、母系統が高血圧症、脂質異常症の系統で、西洋薬を内服しております。特に西洋薬は、治験という厳しい審査を受けた薬なので、最低限の薬は利用されたほうが良いと思います。

私はさらに、頸動脈エコー検査で動脈硬化の進行が判明し、心筋梗塞や脳梗塞が発症しやすくなっておりました。脳梗塞により、片麻痺になって寝たきり状態へ、健康寿命を縮める可能性があったので血をサラサラにさせる薬を内服しております。

70歳を超えた頃から、私はついに腰痛に悩まされるようになりました。整形外科でレントゲンを撮ってもらったところ、股関節の軟骨がすり減っており、人口股関節にするしかないと言われてしまいました。ハンドボール、ダンス、マラソンと身体に無理をし過ぎた結果、とうとう少しずつガタがきてしまっていたのです。悩んでいた時、たまたま整体の先生と知り合い、鍼灸、高電圧治療を試みたところ、だいぶ痛みが和らぎダンスのレッスンが受けられるまで改善しました。西洋医学を学んだ我々医者は、東洋医学を軽視しがちですが、とりあえず何でもトライしてみることが大切かなと実感しました。それからは、その日の自分の身体と相談しながら、だましだまし運動しています。

そしてさらに私は、男性ホルモンであるテストステロンを測定し、少し低めであったため、テストステロンの補充療法を始めました。筋肉増加、意欲向上、勃起力の改善を認め、益々元気になりました。

第三章

患者さんと触れ合う中で学んだこと

1　当院自慢のわがまま患者さん

糖尿病の値が常に悪い患者さんのお話です。

いろいろなこだわりが強く、さまざまな病院やクリニックで喧嘩をしてしまい、診てくれる医者がいないとのこと。確かに薬のアレルギーもたくさんあり、なかなか難しそうです。しかし「来てくれた患者さんはすべて診る！」をモットーとしていた私は、むしろやりがいを感じておりました。

「自分はいつ死んでもいいのだ！」そんなことを言いながらちゃんと薬がなくなったら来院します。いつ死んでも良くないのです。幸い大きな合併症もありません。

きっと自分なりに生活の工夫をしていると思います。

私は自分の身体を気にすることが何よりも長生きの秘訣なのではないかと思います。

人それぞれ何が何でも糖尿病を改善したい！　という方もいれば、唯一の楽しみの食事を制限するなんて死んでもヤダ！　という方もいます。人生観に違いがあるのも当然です。

なので、初診の問診票にA．精一杯努力し改善したい、B．ほどほどに、C．このまま好き放題生きたい、という項目を設け、チェックしてもらいます。もちろんCを選択し、それ故、血糖値が高くても彼の身体と人生を私は見守っています。

2 「医者が処方する薬を飲むと早死にする」

「医者が処方する薬を飲むと早死にする」といった新聞記事を初診時に持って来られた患者さんのお話です。

当時は週刊誌で糖尿病の薬などが特に取り上げられ、寿命が縮まるだの、癌になるだのと、騒がれていた時でした。彼は広告代理店に勤め、引退し、老後は海の見えるところで……と横須賀に引っ越してきた患者さんでした。この出来事から、いつも診察時に馬鹿話ができるほどの仲になりました。ある時私が石原慎太郎の本を読んだ話をすると、彼とは友達だったと言うのです。私は、石原さんが脳梗塞を起こしたにもかかわらず、スキューバダイビングをしたいと頑張っているという積極的な生き方をしていることに、刺激を受けました。そんななか、石原さんの訃報が飛び込んできました。その友達の患者さんは石原さんとの若き青春時代の白黒写真や、クルージングを楽しんでいる写真などを診察時に持ってきてくれました。そして、たくさんの武勇伝を聞かせてくれました。人間味があって、とても素敵な人だったようです。

最後の最後まで執筆活動をしていたそうです。私もどちらかというと石原さんタイプです。

最後の最後まで診察ができたら本当に幸せだな～と思いました。

3　覚悟を決めた日

３年間糖尿病治療を自己中断されていて、当院初診時ＨｂＡ１ｃが12・５％あった患者さんのお話です。

経口剤と本人の努力によりコントロールはすぐにＨｂＡ１ｃ６％台に改善されたのですが、突如、妊娠したとのこと！！！　当時、本人は結婚しておらず、何より糖尿病を持ちながらの出産はできないと思っていたそうです。突然の出来事に大きな不安を抱えておりました。

すぐに経口剤からインスリン療法に変更し、１日３回の血糖測定を開始。

毎日、私の携帯電話に報告してもらうようにしました。

もちろん糖尿病を抱えての出産にはリスクがあります。

しかし、それまでたくさんの患者さんを診てきましたが、私の患者さんは皆、健康で元気な赤ちゃんを産んでいましたので、絶対大丈夫だと思っていました。

徐々に彼女も産む決心がついたようで、受診日に彼と一緒に来院し、「籍を入れました！」と報告してくれました。診察室で「一緒に頑張ろう！」と強く握手を交わしたのを今でも覚えています。もちろん無事に可愛い子が生まれました。

そして現在では2人のお子さんに恵まれ、素敵な家庭を築いています。

突然の妊娠から、インスリン療法を始め、結婚、出産、子育てと、それはすごい努力があったと思います。そこには、彼女の決意や覚悟を感じます。その強い意志が今の素敵な人生に繋がっているのだと思います。

4　私に勇気と希望をくれた患者さん

中島内科を開院し、早速運動療法を始めました。

当院に集合し、運動前に血糖・血圧を測定し、海の見える公園まで2キロ歩きます。公園で体操をしてクリニックまで帰ってきて、運動後の血糖・血圧を再度測り、運動の効果を実感していただきます。

しかし、ウォーキングを終え、その日はビーチバレーをしたところ、頑張り過ぎた患者さんがアキレス腱を切ってしまったのです。私の運動療法史上初めてのことでした。その時私は「もうこれで運動療法はできないな」と思いました。まったく私の配慮が足らなかったせいなので、平謝りをして近くの病院に入院してもらいました。そして運動療法を継続するかを悩んでいた時、その患者さんから私に手紙が届いたのです。

そこには「私のこの件のために、決してこの素晴らしい運動療法をやめないでください」とありました。私は胸が熱くなり、その言葉に勇気をもらい、今でも運動療法を続けています。

そして患者さんは今でも元気に通院してくれています。

5　趣味は若返りの秘訣

89歳なのに70歳ぐらいに見える、かれこれ15年のお付き合いの患者さんのお話です。

今も変わらず、お話がスマートでインテリな方だったので、ご職業を聞いたところ、以前は造船所でエレクトロニクス関係の仕事をしていたといいます。62歳で定年し、その後、特殊技能を買われて働き続け、70歳で退職。70年前に免許を取得したアマチュア無線を今でもやっているのが元気の秘訣と教えてくれました。

毎日世界中の誰かと英語でお話ししているそうです。

以前からウクライナの人とも繋がり、今この大変な時でも無線で呼ばれるそうです。意外にも、交信相手は同じウクライナに住むロシア人だそうで、一般人の方は、ロシア人と仲良しの方もいるとのことです。そして、ウクライナの人は意外にも日本人のことを大好きで、いろいろ話してくれるそうです。

この患者さんは、もちろん糖尿病コントロールは良好です。ワイフが甘いものを好むので時々一緒に食べてしまう！　と言っておりましたが、このぐらいのＨｂＡ１ｃなら、少しぐらいの甘いものは良しとします。むしろ奥様とのコミュニケーションの時間を大切にしていただき、これからも夫婦仲良く趣味に励んでいただければ幸いです。

デジタルのＳＮＳよりもアナログのアマチュア無線には何か良さがあるんだと思います。

いつの時代も、人と人は共に生き、癒されなければなりません。

89歳になっても、そういう楽しみがあるということは糖尿病にとってもプラスなことだと感じました。

やはり60歳を過ぎてからをどう生きるかが、生活習慣病にとって、いや人生にとって、とても重要だとつくづく思います。診察中にたくさんの患者さんに趣味などを聞いていますが、なかなか面白い趣味をお持ちの方が多く、皆さん人生を楽しんでおられ感心しております。

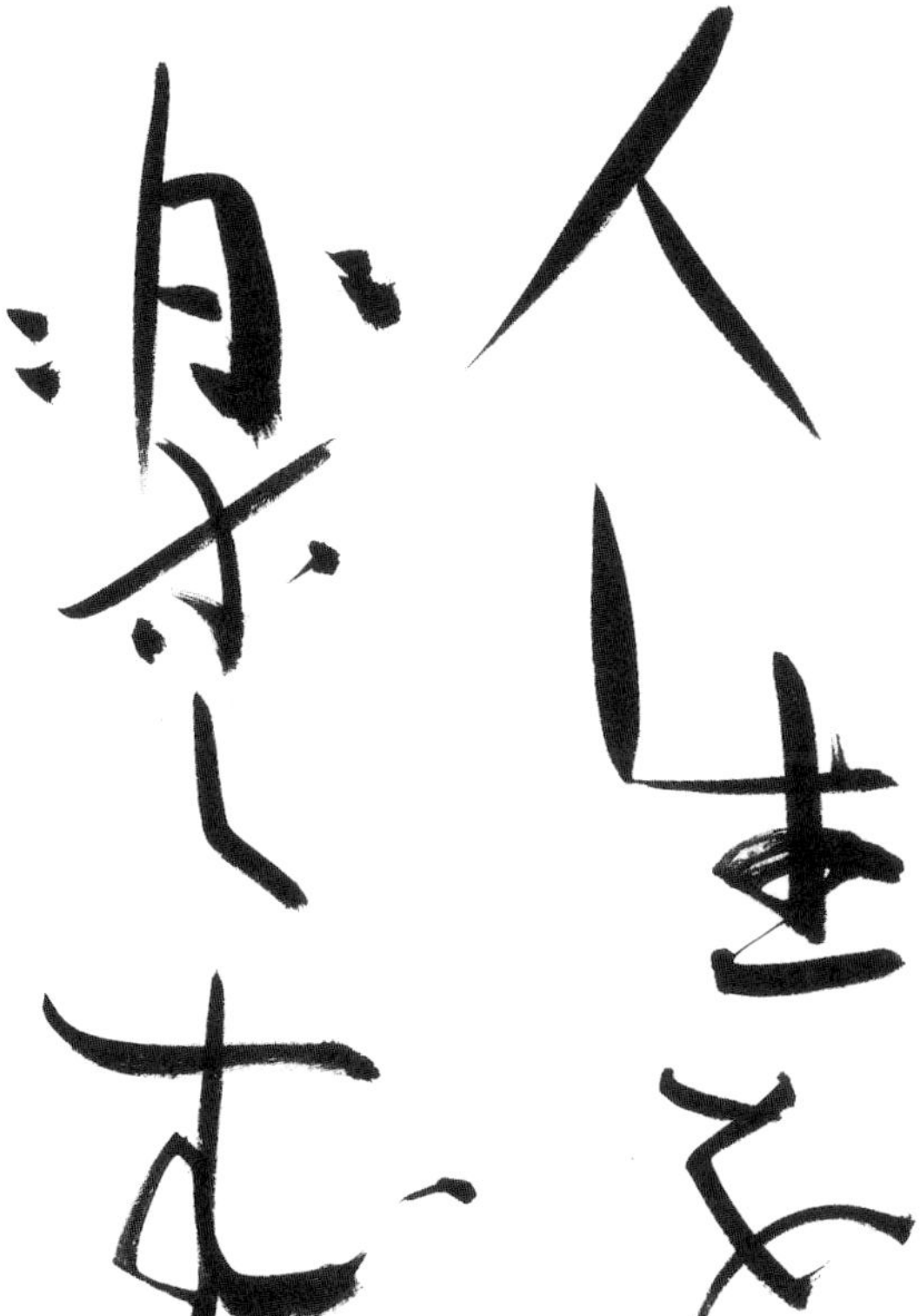
人生を
楽しむ

6　愛の力を健康に変えた患者さん

遺伝子肥満と糖尿病が必発といわれる、プラダーウィリー症候群のA子ちゃん（当時12歳）と出会ったのは、私が横浜市立大学病院内科部長をしている時でした。

肥満による心不全でＩＣＵに入院していました。何日間も泊り込みで治療し、一命を取り留めました。何とか回復し、一般病棟に移ることができました。

入院中は流石に入院食で我慢しており、みるみる減量し心不全も改善され、晴れて退院となりました。しかし、退院後は食べ続けるようになり、インスリン導入となってしまいました。お母さんが自宅の冷蔵庫に鍵をかけても、こじ開けて空になってしまうほど食べまくってしまいます。みんなほとほとまいっていました。そんな彼女が急に減量しだし、半年で正常の体重の美しい少女になったのです。彼女に理由を聞くと、彼氏ができたとのことでした。この時、環境は遺伝子を超えると実感し、その病気が良くなったわけは、健康のためではなく彼のために努力したからだということを知りました。

愛の力は無限大です。「動機は不純なほうが良い！」と教えてくれた患者さんでした。

7　悲しみを生きるパワーに変えた患者さん

奥さんが亡くなって、長い間、悲しみが癒えずにいた患者さんのお話です。ずっと元気がなく、表情が暗く寂しそうでした。

ある時、急に顔が明るくなって来院されたのです。

よくよく話を聞くと、朝の彼のウォーキングコースに奥さんのお墓があり、毎日手を合わせてはお墓の奥さんに話しかけていたそうです。その姿を見た住職さんが声をかけてくれ、話を聞いてくれたそうです。その後奥さんがやり残した英語を、奥さんが残した教材で勉強し始めたそうです。診察の待ち時間にも英語を勉強している姿は、とても素敵です。

奥様へのゆるぎない愛を感じました。

8　人生最後まで一生懸命生きることを教えてくれた患者さん

群馬大学で胃癌末期と診断され、横須賀共済病院に紹介され私が主治医になった患者さんのお話です。

彼は二十歳でした。

私は彼に「やりたいことをして下さい」と言いました。

彼はお母さんと一緒に日本一周をしたのです。目的は友達に会いに行くためです。

一か月回り、命からがらに横須賀共済病院に戻ってきました。

彼は帰ってから一週間で亡くなりました。

私は何もできず無念な気持ちでいました。

その時、お母さんから感謝のお手紙をいただきました。

お母さんの気持ちがたくさん詰まった長文のお手紙でした。私は涙しました。

そのお母さんが25年ぶりぐらいにクリニックにいらっしゃったのです。

「あの時は直接中島先生に感謝を伝えられなく心残りだった。でもあの時は現実を受け入れることができなくて……。

入院している時に中島先生が毎日病室に来てくれてすごく感激していました。本当にありがとうございました」と、涙ながらにお話ししてくださいました。

自分の人生を最後まで一生懸命生きた彼はかっこよかった。

私の胸が熱くなりました。私もそうありたいと思いました。

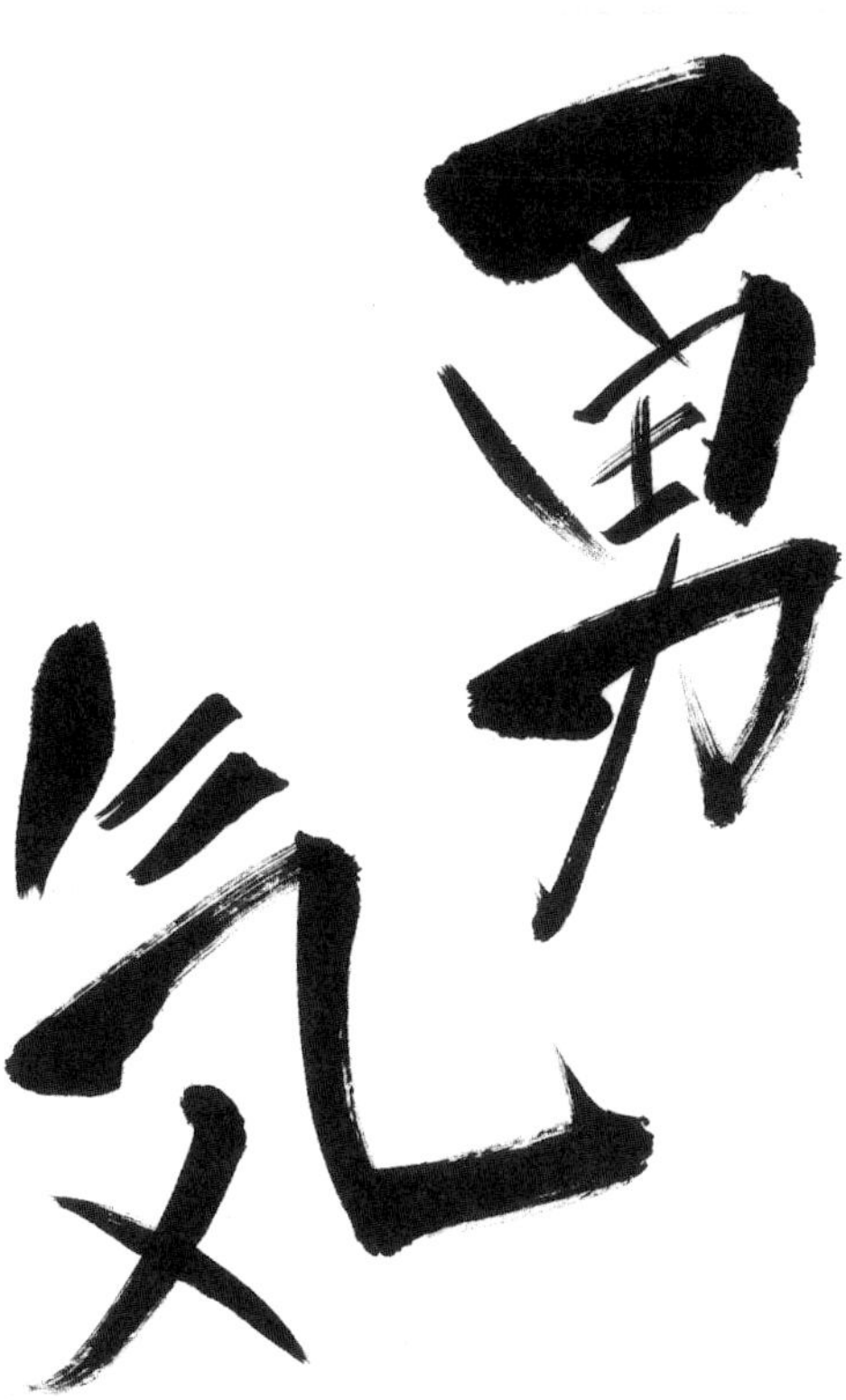
勇気

第四章　健康寿命を延ばすために

ここまで「健康に長生き」するために、多くのことをご紹介してきました。最後に、健康寿命を延ばすうえで一番大切なことをお伝えします。

1　免疫力を上げる

横須賀に、私が鉄人と呼ぶ人がいます。

その人は、いわゆる路上生活者の方です。40歳ぐらいでしょうか？

家財道具一切を背負って、横須賀を一日中歩きまくっているようです。

必ず毎朝決まった方向から歩いてきて、中島内科近くの自動販売機に寄ります。

そして自動販売機の下に落ちているお金には一切目もくれずに、他人の飲み残したジュースやコーラを飲んで生きているのです。

ここ10年間、彼が休んだ日を見たことがありません。すなわち彼は、このコロナの中でもその行動を継続しています。

もちろんマスクなどしていません。まわりに人も寄り付きませんが、コロナも寄り付けない状態でした。

これは極端な例でしたが、生まれた時から無菌状態で生きていると、免疫力が低下してくる良い例だと思います。例えば日本では、インスリン注射する時にアルコール消毒するように指導されています。しかし海外では、アルコールで皮膚を消毒することは、皮膚に存在する免疫力を弱めるので、むしろアルコール消毒はしないほうが良いという論文が、いくつも出ています。すなわち、過剰に清潔を保とうとすると、むしろ免疫力を弱めてしまうということで、つまり、逆効果のことがあるとい

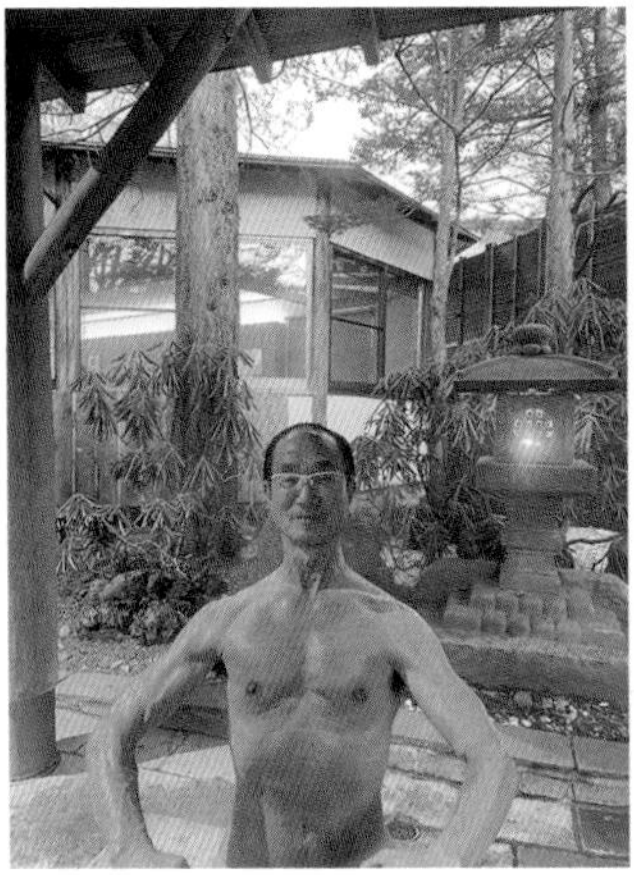

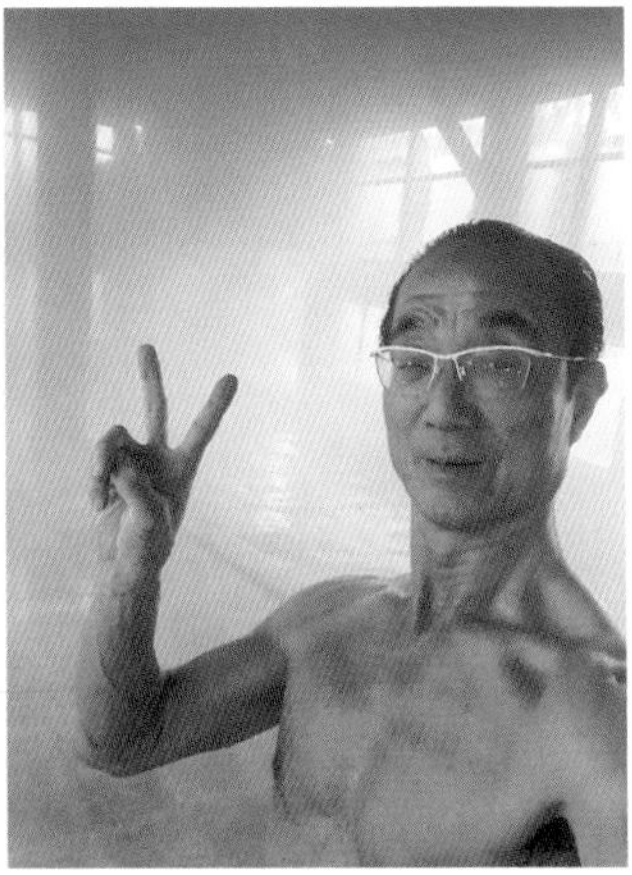

うのは、知っておくべきだと思います。もちろん手術中の消毒など、非常に大切であり、感染が昔に比べて大きく減っていることは、良いことですが、日常生活において手術中のような清潔さは、むしろ害となる場合があるということです。

結局、免疫力を上げるためには、善玉腸内細菌を増やすためにも野菜を中心とした健康的な食事と、適度な運動、適度な睡眠、ストレスを溜めないことが大切だと思います。

しかし、こんなに動いている私でも、どうしても眠れない時がありま
す。

そんな時は睡眠導入剤を利用して、しっかり7時間は睡眠をとるよう
にしています。ストレスが溜まる時だってあります。そんな時は読書や
映画で心を安定させます。

どんな困難があっても、これを外さないことが私の健康の秘訣です。

自分の心と身体の機嫌を取るのは自分でしかできないのです。

いろいろ工夫しながら努力することです！

2　幸福感を持って生きると健康寿命が延びる

幸福感すなわち生きがいを持って生きることが健康寿命を延ばす一番の秘訣です。

あなたは幸せですか？

「Happy people live longer...」

ハーバード大学の長期研究で「サイエンス」（医学誌）に発表された言葉です。

当然、人それぞれ違いますが、一般的には幸福感がある人は健康で長生きするといわれています。すなわち健康であるためには幸福感が必要だし、幸福感を得るためには健康が必要なのです。

表裏一体であり、切っても切れないものであると思います。

私もそうですが、健康のありがたさは不健康になって初めてわかることが多いのです。

実は、動機は不純なほうが幸福感は味わいやすくなると思っています。例えばモテたいとか、お金を貯めたいとか、人に喜ばれたいとか、個人個人が見つけ、育てていくしかないと思っています。皆さんも是非自分の幸福とは何かを設定して、それに向かって我慢強く邁進してみてください。我慢強くです！

私にとって朝1時間のトレーニングとダンスが日々の健康づくりであり生きがいですが、何といっても仕事（医療）で患者さんとお互いの人生を語り合うことが一番の楽しみであり、患者さんに喜んでいただいた時には、最高の幸福感に包まれます。

私は今日もこうやって、診察室で患者さんに会えることが何よりも幸せなのです。

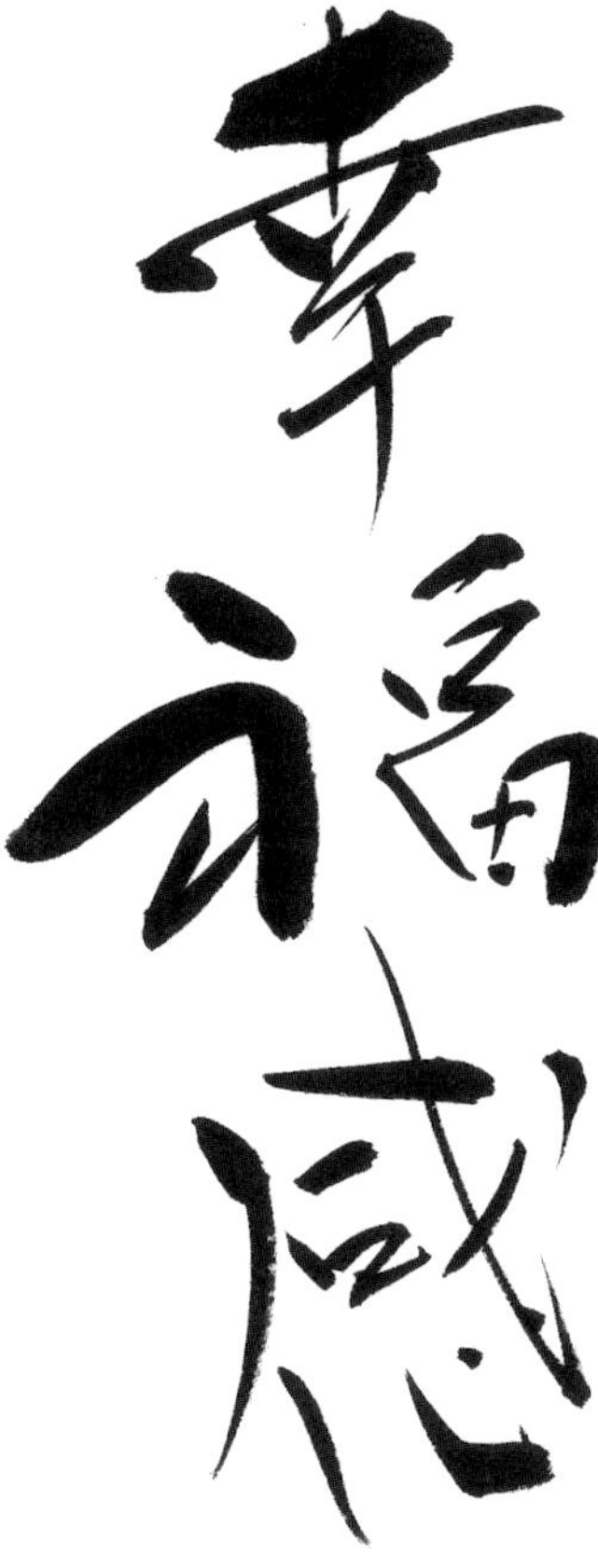
幸福感

さいごに

もし自分の人生これから変えたいと思うなら、何事も本を読んで満足するだけではダメです。

実行しなければ意味がありません。それはかなり大変なことです。最終的には根性が必要です。根性です！

若い頃、仕事に趣味に何かに熱中した時みたいに、もう一度チャレンジしてみたら、きっと若返り遺伝子に変化が起きると思います。

私は、たくさんの患者さんを診てきて本当にそう実感したからです。

この理論を唱えるのは、患者さんが私に生き生きと生きている姿を見せてくれているからです。

私は今日も患者さんから、人生を学んでいます。

そして、この本を読んでいただいた方に本当に伝えたかったことは、人生人それぞれで生き方はいろいろあって当然だということです。最後までやりたい放題で何とかなるという生き方も当然あってしかるべきだと私は思います。

しかしそんななかで、私自身はやはり死ぬ寸前まで元気で、すなわち健康でいられたら嬉しいと思っています。

そのためには、それなりの努力と根性と、自分に合った人それぞれの工夫と勇気が必要です。

健康寿命に近道はありません。

日々の努力を楽しむことが大切だと思います。

すなわち私の専門である糖尿病は人生そのものであると思っておりま す。

この本が少しでも皆さんのお役に立てたなら、とても嬉しく思いま す。最後まで読んでくださり、ありがとうございました。

糖尿病は人生

最後に、この本の制作にあたり、編集に尽力してくれた幻冬舎の山下君、中島内科の益子京子さん、書を提供してくれた神田正夫先生、いろいろアドバイスいただいた名古屋大学名誉教授坂田誠先生、そして何より私の人生を支えてきてくれた、妻寿代ちゃんに感謝いたします。

【著者紹介】

中島 茂（なかじま・しげる）

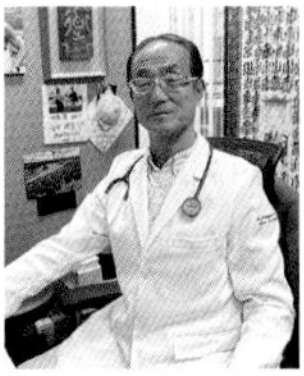

昭和23年　東京生まれ

昭和41年　世田谷工業高校卒業

昭和52年　東京教育大学理学部
放射化学で博士課程修了

昭和58年　横浜市立大学医学部卒業

昭和60年　都立広尾病院研修終了

平成6年　藤沢市民病院にて糖尿病科

平成9年　横浜市立大学病院　第３内科部長

平成12年　横須賀共済病院　内科部長・栄養科部長

平成15年　中島内科クリニック開設

令和3年　甲状腺内科クリニック開設

お問い合わせは

ゆるぎない愛の会

鍛《きた》えて延《の》ばす！　「健康寿命《けんこうじゅみょう》」

2023年4月28日　第1刷発行

著　者　　　中島 茂
発行人　　　久保田貴幸

発行元　　　株式会社 幻冬舎メディアコンサルティング
〒151-0051　東京都渋谷区千駄ヶ谷4-9-7
電話　03-5411-6440（編集）

発売元　　　株式会社 幻冬舎
〒151-0051　東京都渋谷区千駄ヶ谷4-9-7
電話　03-5411-6222（営業）

印刷・製本　中央精版印刷株式会社
装　丁　　　弓田和則

検印廃止

Printed in Japan
ISBN 978-4-344-94462-6 C0095
幻冬舎メディアコンサルティングＨＰ
https://www.gentosha-mc.com/